T0281576

Leefstijlcoaching

Doe nu gratis de HealthCheck!

Via **https://fitzme.nl/myvitality/company-home/** kun je gratis een account aanmaken en werken aan je vitaliteit met Fitz.

Je kunt bijvoorbeeld je cliënten zelf de relatie tussen leefstijl en gezondheid laten onderzoeken. Met de resultaten worden mensen zich bewust van hun leefstijl en kun je niet alleen gericht leefstijladvies geven, maar ook zien welke gedragsinterventies geïndiceerd zijn. Door op verschillende momenten een check te doen, kun je als professional en cliënt de voortgang van een leefstijltraject gemakkelijk monitoren.

Leefstijlcoaching

Kernvragen bij gedragsverandering

Maarten Bijma en Max Lak

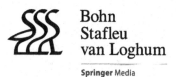

Bohn
Stafleu
van Loghum

Springer Media

Houten 2012

ISBN 978 90 313 8858 5
NUR 890

Ontwerp omslag: Nanja Toebak, 's-Hertogenbosch
Ontwerp binnenwerk: Studio Bassa, Culemborg
Automatische opmaak: Crest Premedia Solutions (P) Ltd, Pune, India

Bohn Stafleu van Loghum
Het Spoor 2
Postbus 246
3990 GA Houten

www.bsl.nl

Inhoud

Voorwoord

Er zijn de laatste jaren uitstekende boeken verschenen die de theorie van gedragsverandering beschrijven. Wij merken echter dat professionals moeite hebben om die theorie te vertalen naar de praktijk. Bij het schrijven van dit boek zijn wij dan ook niet gestart vanuit de theorie, maar vanuit de praktijk. In de praktijk staat de hulpvraag van de cliënt centraal. Door uit te gaan van de hulpvraag van degene die begeleid wordt, denken wij een appèl te doen op eigen regie en aansluiting te vinden bij de manier waarop professionals werken. Onze ervaring leert dat de hulpvraag te verdelen is in vier vragen. Dit zijn de kernvragen bij gedragsverandering.

In alle cursussen die wij geven over gedragsverandering krijgen wij steevast dezelfde vraag: "Maar hoe doe je dat dan?" Door een methodiek te introduceren met vaste stappen, elke kernvraag te starten met een casus, voorbeelden van meetinstrumenten te geven en mogelijke oplossingen te bieden bij de thema's, hopen wij die vraag in dit boek te beantwoorden.

Geïnspireerd door anderen hebben wij ervoor gekozen om eerst onze uitgangspunten te beschrijven. Hierin zetten wij uiteen hoe wij tegen zaken als gedrag, gezondheid, verantwoordelijkheid en communicatie aankijken. Pas als u onze uitgangspunten kent, zult u begrijpen waarom wij bepaalde keuzes hebben gemaakt en inzien hoe wij vinden dat leefstijlcoaching eruit moet zien.

Naar onze mening moet een boek als dit een stevige wetenschappelijke basis hebben. Wij zien echter vaak dat de wetenschappelijke verantwoording een stuk tekst overheerst (door onder andere een veelheid aan verwijzingen) en afleidt van de boodschap van de tekst. Ook herkennen wij een groep lezers die helemaal niet geïnteresseerd is in wie een bepaalde theorie heeft bedacht of wie welk onderzoek heeft gedaan. Daarom hebben wij er expliciet voor gekozen om het aantal verwijzingen in deel I en II van dit boek zo klein mogelijk te houden. U zult dus ook in deel I en II geen literatuurlijst vinden. In deel III van dit boek presenteren wij het wetenschappelijk onderzoek waarop onze ideeën zijn gestoeld. Ook geven wij bij een aantal thema's een verdieping om de thema's nog beter te kunnen begrijpen. Lezers die geïnteresseerd zijn in de theoretische achtergronden en onderzoeken nodigen wij dan ook uit om deel III te lezen.

Met dit boek willen wij u zo veel mogelijk handvatten bieden om de leefstijlverandering van uw cliënten zo professioneel mogelijk te begeleiden. Experts in de praktijk zullen zich door dit boek gesteund voelen en geholpen worden bij een meer bewuste begeleiding van hun cliënten. Professionals die weinig ervaring hebben, zullen zich – naast bewust worden – met deze methodiek gesteund voelen in de systematische, doelgerichte en procesmatige aanpak van leefstijlcoaching.

Omdat wij dit boek voor u schrijven zijn wij ook zeer nieuwsgierig naar wat u van dit boek vindt. Schroom niet om contact met ons op te nemen wanneer u positieve of negatieve ervaringen heeft met de inhoud van dit boek. U bent van harte uitgenodigd om deel te nemen aan ons discussieforum op www.operis.nl.

Vlaardingen/Breda, najaar 2011
Maarten Bijma
e-mail: maarten@operis.nl

Max Lak
e-mail: max@operis.nl

Inleiding

Hulpverleners hebben de ervaring dat veel van hun cliënten gezondheidsproblemen ontwikkelen en onderhouden door hun manier van
leven. Het is bekend dat leefstijl hierbij een belangrijke rol kan spelen.
Ook wordt steeds duidelijker dat met een gezonde leefstijl veel gezondheidswinst te realiseren valt. Dit weten de meeste medisch specialisten, huisartsen, verpleegkundigen, fysiotherapeuten, psychologen,
diëtisten en andere hulpverleners. Toch valt op dat er weinig concrete
hulpverlening plaatsvindt die specifiek gericht is op het veranderen
van leefstijl.
De meeste professionals in de zorg benadrukken wel de nadelen van
een bepaalde leefstijl, maar doen dit over het algemeen vooral door
middel van het geven van informatie. Op zich is dat natuurlijk een
goede zaak, alleen blijkt uit de hardnekkigheid van ongezond gedrag
dat het informeren en adviseren van mensen meestal onvoldoende
resultaat heeft. Het loslaten van ongezonde routines en deze vervangen door gezonde routines is niet alleen afhankelijk van informatie en
blijkt steeds weer een lastige klus. Gedragsverandering is niet zomaar
het logische gevolg van het verwerken van informatie, maar blijkt ook
sterk samen te hangen met allerlei persoonlijke en omgevingsfactoren
die betrekking hebben op het veranderen van het gedrag.
Hulpverleners kunnen belangrijke ondersteuning bieden bij dit daadwerkelijk veranderen. Dit boek heeft als voornaamste doel hulpverleners handvatten te bieden, middels het uitwerken van een vraaggestuurd model voor gedragsverandering: het Kernvragen bij Leefstijl en
Gezondheid-model ofwel KLG-model.

Ontwikkelingen in de Nederlandse gezondheidszorg

De Nederlandse gezondheidszorg behoort tot de top van Europa en
kent een scala aan hoogwaardige diagnostische en therapeutische
interventies. Gemiddeld gesproken worden mensen met gezondheidsproblemen snel en in medische zin adequaat geholpen. Deze

hoogwaardige medische zorg dreigt echter op termijn onbetaalbaar te
worden. Daarom wordt op allerlei manieren nagedacht over mogelijkheden om de zorg betaalbaar te houden. Een van de aandachtspunten
daarbij is het aloude principe 'voorkomen is beter dan genezen'. Preventie van chronische aandoeningen en ziekten kan immers voor een
flinke kostenbesparing zorgen.

Ook is er steeds meer aandacht voor de eigen verantwoordelijkheid
van mensen, wat betreft hun gezondheid. Interventies gericht op het
vergroten van zelfmanagement van mensen met een chronische aandoening of ziekte resulteren logischerwijs in een kostenreductie en
vaak ook in een toename van de kwaliteit van leven. In deze richting
zijn er ook steeds meer initiatieven aan het ontstaan die gericht zijn
op het beïnvloeden van de leefstijl van mensen. Er ontstaan bijvoorbeeld samenwerkingsverbanden waarbij de huisarts screent op risico's
gekoppeld aan leefstijl en vervolgens een leefstijladviseur, diëtist en
fysiotherapeut ondersteuning bieden bij het veranderen van de eet-
en beweeggewoonten. De preventie van leefstijlgerelateerde ziekten
kan een forse bijdrage leveren aan het betaalbaar houden van onze
gezondheidszorg.

Verantwoordelijkheid

Het gegeven dat het veranderen van ongezonde leefgewoonten fors
kan bijdragen aan het voorkomen van veel chronische aandoeningen
en ziekten, roept de vraag op wie er nu precies verantwoordelijk is voor
deze verandering van leefstijl. De laatste jaren is er toenemende aandacht voor de eigen verantwoordelijkheid van mensen waar het gaat
om hun gezondheid. Vanuit het perspectief van de individuele mens
staan in de discussie hierover begrippen zoals vrijheid en verantwoordelijkheid steeds meer centraal. Het lijkt logisch om in eerste instantie
mensen verantwoordelijk te verklaren voor hun eigen gezondheid of,
beter gezegd, hun eigen (on)gezonde gedrag.

Jarenlang zijn mensen - misschien wel juist door professionals in de
zorg - niet of nauwelijks aangesproken op hun eigen verantwoordelijkheid en de hierbij relevante vermogens. Gezondheid is voor velen het
domein van de arts of hulpverlener en de hulpverlening is veelal medisch van aard en directief. Zo zijn veel mensen afhankelijk van 'hun'
fysiotherapeut of huisarts, die precies lijkt te weten wat goed is. Daar
wordt tegenwoordig gelukkig ook anders over gedacht. De discussie-
nota Zorg voor je gezondheid van de Raad voor de Volksgezondheid en
Zorg (2010) is een mooi voorbeeld van de visie dat gezondheid iets van

mensen zelf is en dat er een verandering gaande is: de aandacht verschuift van zorg en ziekte naar gedrag en gezondheid.

Je kunt bij deze verschuiving vragen stellen, vanuit verschillende perspectieven. Wat zijn precies de consequenties voor de individuele mens en de bejegening door hulpverleners? Zorgt deze verschuiving ervoor dat ook professionele hulpverleners hun verantwoordelijkheid moeten nemen in de manier waarop zij hun patiënten en cliënten ondersteunen? De arts of therapeut wordt dan misschien voornamelijk een coach die mensen ondersteunt bij het nemen van hun individuele verantwoordelijkheid.

Naast de individuele mens kent ook de maatschappij een verantwoordelijkheid voor de aanpak van leefstijl gerelateerde gezondheidsproblemen. De centrale en lokale overheid, het bedrijfsleven en onderwijsinstellingen spelen een belangrijke rol bij de verschuiving van ziekte en zorg naar gezondheid en gedrag. Denk hierbij aan de inrichting van woonwijken, aandacht voor analfabetisme, gebrekkige scholing en stimuleren van bewegen in het onderwijs. Al met al lijkt de verantwoordelijkheid voor gezond gedrag niet simpelweg bij één partij te liggen.

Fragmentatie van informatie en interventies

Wat opvalt is dat de ondersteuning die mensen bij het veranderen van hun leefstijl ontvangen vaak fragmentarisch en nauwelijks gecoördineerd verloopt. Op verwijzing van de huisarts bezoekt een persoon met een te hoge bloeddruk en ritmestoornissen een cardioloog. De cardioloog screent op medische oorzaken voor de aanwezigheid van de genoemde symptomen en komt tot de conclusie dat er geen pathologie aanwezig is. In vijf minuten wordt nog gesproken over medicamenten die voorgeschreven worden en de noodzaak toch eens wat gewicht kwijt te raken en meer te bewegen. Wekelijks vinden er zo duizenden ontmoetingen plaats tussen arts en patiënt waar het thema leefstijl vanuit het perspectief van primaire of secundaire preventie aan de orde komt. Het komt zelden voor dat in dit soort situaties besloten wordt te verwijzen naar een coach die samen met de cliënt in kaart gaat brengen welke leefstijlfactoren risicovol zijn, om vervolgens een begeleidingstraject af te spreken gericht op duurzame leefstijlverandering. Natuurlijk is het zo dat de huisarts en de praktijkondersteuner voor een deel deze begeleiding kunnen verzorgen maar het blijkt dan toch vaak dat mensen onvoldoende eigen regie kunnen voeren over het proces van veranderen. Ons boek is mede bedoeld als pleidooi voor een aanpak van leefstijlproblematiek waarin mensen op maat ondersteund worden en waar deze ondersteuning niet fragmentarisch maar onder de regie van een gespecialiseerde hulpverlener verloopt.

Doelgroep

Iedere professionele hulpverlener die zich wil gaan verdiepen in het veranderproces dat de basis vormt voor leefstijlcoaching, zal behoefte hebben aan een methodiek, een praktische uitwerking daarvan en verhelderende casuïstiek. Wat maakt dat de ene cliënt nauwelijks ondersteuning nodig heeft en op basis van informatie in staat blijkt het roer om te gooien, terwijl een andere cliënt steeds weer vastloopt in het veranderproces? Hulpverleners die geboeid worden door dit soort vragen en zich betrokken voelen bij de mensen die daar ondersteuning bij nodig hebben, willen we met dit boek bereiken. Daarmee doelen wij vooral op fysiotherapeuten, gespecialiseerde verpleegkundigen, trainers, diëtisten en praktijkondersteuners. Uit gesprekken met deze professionals is ons duidelijk geworden dat er veel behoefte is aan een methodiek of systematiek en praktische hulpmiddelen die sturend zijn voor het dagelijks handelen in de context van leefstijlcoaching.

Leeswijzer

In deel I (hoofdstuk 1-3) beschrijven we de uitgangspunten die we hanteren bij het kijken naar leefstijlproblematiek, aan de hand van een aantal stellingen over gezondheid en gedrag. Vervolgens doen we een voorstel voor een vraaggestuurd werkmodel. Dit werkmodel en de bijbehorende praktijkinstrumenten bieden ondersteuning bij het dagelijks handelen van de leefstijlcoach, inclusief registratie en verslaglegging.

In deel II (hoofdstuk 4-7) gaan we in op de verschillende kernvragen die binnen de leefstijlcoaching centraal staan. Vervolgens koppelen we deze aan relevante thema's uit de literatuur en doen een voorstel voor een passende methodiek. Ieder hoofdstuk in dit deel begint met een inleiding, een verhaal uit de praktijk van alledag, het doel van de kernvraag en een bespreking van de subvragen die uiteindelijk leiden tot het beantwoorden hiervan. Er zijn thema's die bij meerdere kernvragen een rol spelen. Als een thema al besproken is in een voorgaand hoofdstuk, wordt daarnaar verwezen.

In deel III (hoofdstuk 8) gaan we verder in op de wetenschappelijke achtergrond van de methodiek, aan de hand van relevante concepten en modellen.

Deel I Uitgangspunten voor leefstijlcoaching

I Perspectieven op leefstijlproblematiek en uitgangspunten voor coaching

1.1 Inleiding

In de inleiding van dit boek heb je kunnen lezen dat een ongezonde leefstijl samenhangt met maatschappelijke, professionele en individuele factoren. Om de consequenties hiervan voor leefstijlcoaching in kaart te brengen, is het zinvol om vanuit verschillende uitgangspunten naar leefstijlproblematiek te kijken. Deze uitgangspunten hebben consequenties voor de verdere nuancering, de gekozen oplossingsrichtingen en bejegening. In dit hoofdstuk bespreken we, aan de hand van een aantal stellingen, de uitgangspunten en de consequenties ervan voor coaching.

1.2 Uitgangspunten en stellingen

We hebben ervoor gekozen om middels het bespreken van een aantal stellingen zicht te geven op onze uitgangspunten bij het kijken naar leefstijlproblematiek:
- gezondheid hangt samen met persoonlijke competenties;
- gedrag is complex en nooit helemaal te voorspellen;
- gedrag wordt deels gestuurd door actuele bewuste overwegingen, maar veel vaker door onbewuste of eerdere bewust genomen 'beslissingen' en is daarmee vaak patroonmatig;
- gedrag wordt deels ingegeven door hardware ('nature'), zoals elementen van de persoonlijkheid, fysieke behoeften en opbouw van de hersenen;
- gedrag is deels aangeleerd: naast 'nature' staat 'nurture';
- gedrag is contextafhankelijk: mensen interacteren met hun fysieke en sociale omgeving;
- stress speelt een ingewikkelde dubbelrol;
- gedragsverandering verloopt in fasen.

GEZONDHEID HANGT SAMEN MET PERSOONLIJKE COMPETENTIES

Gezondheid is op vele manieren te definiëren. Wij willen hier geen poging doen om al deze definities voor te leggen en vervolgens op hun waarde te toetsen. Maar je zult wel zien dat de manier waarop je hier tegenaan kijkt, consequenties heeft voor de analyse en oplossing van het probleem. Een manier om tegen gezondheid aan te kijken is als iets wat je overkomt, iets waarop je geen invloed hebt. Bij deze visie kun je logischerwijs ook niet verantwoordelijk gehouden worden voor de preventie van gezondheidsproblemen. Daartegenover staat de gedachtegang die gezondheid in verband brengt met persoonlijke competenties, waardoor gezondheid, gezond zijn of gezond blijven niet op toeval berusten (zie tabel 1.1).

Wetenschappers zijn het er steeds meer over eens dat het aandeel van het toeval of lot bij de meeste gezondheidsproblemen niet erg groot is. Dat betekent dat iemands gedrag een belangrijke bijdrage levert aan zijn gezondheid. Zelfs allerlei soorten kanker worden tegenwoordig in sterke mate in verband gebracht met gedrag. Indien je onderkent dat gedrag een belangrijke factor is, volgt daaruit dat je dus ook slecht (en goed) kunt zijn in het managen van gezondheid, zoals je ook slecht kunt zijn in een sport of beroep. Gezond gedrag is daarmee te zien als een competentie. Om een sport of beroep goed te beheersen moet je les, training en feedback hebben gehad en ben je op een gegeven moment in staat jezelf hierin verder te ontwikkelen in verschillende contexten. Zou het zo kunnen zijn dat mensen die er een ongezonde leefstijl op na houden, geen of slecht 'les' hebben gehad (opvoeding en scholing), de verkeerde of onvoldoende vaardigheden hebben ingezet, onvoldoende feedback hebben ontvangen of verwerkt en misschien ook wel een portie pech hebben met betrekking tot hun aanleg voor een bepaalde kwetsbaarheid? Zo gek is het nog niet dat de Amerikaanse televisiester Oprah Winfrey in haar programma geregeld een arts ('dr. Oz') uitnodigde, om mensen de gevolgen van een ongezonde leefstijl te laten zien. Hulpverleners weten dat een confrontatie met een persoonlijk gezondheidsprobleem mensen vaak aan het denken (leren) zet. Zo is een ernstige bedreiging van de gezondheid voor veel mensen, behalve de schrik van hun leven, uiteindelijk in potentie ook een waardevolle en leerzame ervaring. Zo'n situatie kan voor een plotselinge ommekeer zorgen in het gedrag van mensen.

Tabel 1.1 Visies op gezondheid.	
Gezondheid als toeval	**Gezondheid als competentie**
Ziekten en aandoeningen overkomen je, daar heb je als mens geen invloed op.	Je kunt invloed uitoefenen op het risico een bepaalde ziekte en/of aandoening op te lopen.
Iemand is niet verantwoordelijk voor de preventie van ziekten en aandoeningen.	Je bent verantwoordelijk voor de preventie van ziekten en aandoeningen.
Gezond blijven of worden is niet te leren.	Gezond blijven of worden is te leren.

Uiteraard wordt een aantal gezondheidsproblemen veroorzaakt door factoren waar je niet of nauwelijks invloed op hebt. Sommige mensen hebben misschien gewoon pech, zul je tegenwerpen. De invloed van (on)gezond gedrag is echter veel vaker een oorzakelijke factor voor ziekte dan de factor pech. Zoals onder meer ook in de definitie van het Ministerie van Volksgezondheid, Welzijn en Sport terugkomt, wordt gezondheid mede bepaald door vaardigheden die iemand in staat stellen zich van zijn gezondheid bewust te worden. Het is een uitdaging om de relatie met het eigen gedrag te analyseren, hieraan gekoppelde keuzes te maken, de gevolgen van deze keuzes weer met de eigen gezondheid te verbinden en daar verantwoordelijkheid voor te nemen.

Consequentie. Als gezondheid ook met dit soort vaardigheden en de eigen verantwoordelijkheid samenhangt - en je er dus ook slecht in kunt zijn! - is het een logische consequentie dat sommige mensen op 'les' moeten. Professionals kunnen in kaart brengen welke vaardigheden iemand mist, hem ondersteunen bij het aanleren van de benodigde vaardigheden en hem helpen verantwoordelijkheid te nemen.

GEDRAG IS COMPLEX EN NOOIT HELEMAAL TE VOORSPELLEN

Omdat gedrag en gezondheid zo veel met elkaar te maken hebben, ontkomen we er dus niet aan ook stil te staan bij gedrag. Gedrag is uiterst complex, kent vele lagen en is nooit volledig te voorspellen. Het gedrag dat we aan de buitenkant waarnemen, is een afspiegeling van allerlei processen die zich in iemand afspelen, zoals persoonlijkheid, sociaal-culturele blauwdrukken, diepliggende overtuigingen en emoties. Om enig zicht te krijgen op deze processen, kunnen gesprekken die ingaan op de beweegredenen van mensen verhelderend zijn. Dit heeft allerlei consequenties voor hun bejegening tijdens het proces van leefstijlcoaching. Maar ook wanneer er werkelijk een dialoog gevoerd wordt over de diepere lagen van gedrag, zullen we slechts een deel ervan leren kennen of begrijpen.

Deze opvatting zal menigeen wat pessimistisch stemmen. Inderdaad, gedrag is complex en daardoor is het lastig er grip op te krijgen. Maar daartegenover staat dat gedrag gericht beïnvloed kan worden. Door generieke gedragspatronen te combineren met persoonlijke beweegredenen kan deze greep verstevigd worden. Die persoonlijke beweegredenen kunnen in gesprekken en introspectie, ondersteund door observatie van feitelijk gedrag, (deels) gekend worden. Dit heeft als consequentie dat de invloed op gedrag vooral ontstaat in de dialoog tussen mensen over het bestaande gedrag, de beweegredenen ervoor en het gewenste gedrag.

Consequentie. De consequentie van de aanname dat gedrag complex en nooit helemaal te voorspellen is, is dat een ondersteunend werkmodel of methodiek beperkingen kent en dus in sommige situaties gewoonweg niet afdoende is. Eenvoudiger gezegd: het niet slagen van een gedragsverandering is soms te wijten aan de beperktheid van de methodiek en niet aan de vaardigheid van de coach of therapeut. Dit gegeven helpt bij het relativeren van de eigen pretenties en eventuele frustraties. Daarnaast zijn er belangrijke consequenties voor de communicatie tussen coach en cliënt. In acceptatie van de complexe werkelijkheid brengen beide hun ideeën in en ontstaat een dialoog, die tot doel heeft een gezamenlijk perspectief te creëren dat de basis kan vormen voor verdere samenwerking.

GEDRAG WORDT DEELS GESTUURD DOOR ACTUELE
BEWUSTE OVERWEGINGEN, MAAR VEEL VAKER
DOOR ONBEWUSTE OF EERDERE BEWUST GENOMEN
'BESLISSINGEN' EN IS DAARMEE VAAK PATROONMATIG
Hersenonderzoekers die zich bezighouden met het bewustzijn vinden bijna unaniem dat het bewustzijn achterloopt op wat iemand doet. Met andere woorden, iemand is zich vaak pas bewust van zijn gedrag als het al heeft plaatsgevonden. Dit geldt vooral voor alledaagse gedragingen, waarbij iemand niet (meer) nadenkt. Men kan 'op de automatische piloot' een heleboel dagelijkse dingen doen. Gelukkig maar, want het zou erg vermoeiend en inefficiënt zijn om alles steeds opnieuw te moeten overwegen. Mensen met een rijbewijs kunnen beamen dat autorijden in het begin veel hersencapaciteit kostte. Maar zodra het een automatisme werd, konden zij op het verkeer letten, een gesprek voeren en tegelijkertijd een bestemming invoeren in een navigatiesysteem.

Als je dit doortrekt naar het dagelijkse doen en laten, verricht iemand ontzettend veel op de automatische piloot, zonder daar bewust bij stil te staan. Dit geldt zowel voor gezond als ongezond gedrag. Wie altijd al gezond eet en veel sport, denkt daar niet meer over na; het is iets logisch. Net zo goed als het voor anderen juist logisch of normaal is om het niet te doen ('ik doe het altijd zo'). Toch heeft iedereen een keer (vluchtig of uitgebreid) nagedacht over wat hij bijvoorbeeld gaat eten, waar hij dit haalt en of dit bevalt. Maar op een gegeven moment doet men dat niet meer.

Dit betekent dat een bewuste en geplande gedragsverandering veel mentale kracht vraagt van mensen, omdat zij steeds bewust een ander gedrag dan het routinematige moeten kiezen. Zodra de mentale kracht (onder andere voor gerichtheid en aandacht) om welke reden dan ook onvoldoende is, lopen zij de kans terug te vallen in hun oude patroon. Vermoeidheid, pijn en chronische stress zijn vaak de oorzaak van een afname in mentale kracht, waardoor de kans op terugval groter wordt. Ook alcohol en drugs kunnen een afname van de mentale kracht tot gevolg hebben.

Hoe dieper de oude patronen geworteld zijn, des te lastiger is het deze patronen te doorbreken. Daardoor duurt het 'vervangen' van deze patronen soms enkele jaren.

Consequentie. Wanneer mensen willen veranderen, moeten ze hun patronen of automatismen veranderen. Dit vergt uiteraard veel tijd; mensen moeten langdurig nieuwe patronen herhalen, voor ze er niet meer over na hoeven te denken. Bovendien moeten oude patronen worden afgeleerd. Gedragsbeïnvloeding heeft dus onder andere te maken met het opsporen en duiden van bestaande patronen, het aanleren van nieuwe patronen en met factoren zoals stress en vermoeidheid.

GEDRAG WORDT DEELS INGEGEVEN DOOR HARDWARE ('NATURE'), ZOALS ELEMENTEN VAN PERSOONLIJKHEID, FYSIEKE BEHOEFTEN EN DE BOUW VAN DE HERSENEN
Hoeveel mensen ken je die geen voedsel lusten waarin suiker of vet is verwerkt? Of mensen die geen water lusten? Vast geen enkele. Dat is natuurlijk geen toeval, want zonder water en voedsel gaan mensen dood. Zo zijn er nog talloze andere voorbeelden van gedragingen die ieder mens vertoont. Mensen hebben fysieke behoeften en uiten die in concreet gedrag. Verschillende wetenschappers hebben vastgesteld dat mensen continu op zoek zijn naar waardevolle dingen om te overleven, zoals eten en water. Iets wordt in tijden van overvloed gegeten en vervolgens deels opgeslagen voor tijden van schaarste. In onze (westerse)

maatschappij heeft deze eigenschap voor veel mensen een minder belangrijke functie gekregen, omdat voedsel niet langer schaars is. Het hele jaar door kunnen we in grote hoeveelheden alle voedingsstoffen binnenkrijgen. Dat dit op veel mensen een negatief effect heeft, zal geen verassing zijn.

Bovendien kostte voedsel vergaren vroeger meer energetische inspanning; soms zelfs meer dan het opleverde. Dit heeft als gevolg dat mensen nu nog zuinig zijn met het gebruiken van energie. Het lichaam probeert uit alle macht energie vast te houden, te verzamelen en zo min mogelijk te verspillen. Dit betekent dat de mens in aanleg spaarzaam is met energie en dus ook niet de natuurlijke drive heeft om regelmatig fors inspannend te bewegen.

Waarom het sommige mensen goed lukt om het hoofd te bieden aan deze evolutionaire krachten, komt wellicht door de bouw van onze hersenen. Hersenonderzoekers stellen dat primaire behoeften gereguleerd worden door 'oudere' hersengebieden en dat de logica en bewuste sturing van het gedrag meer gereguleerd wordt vanuit 'nieuwere' hersengebieden. Mensen zijn daardoor voortdurend bezig met het controleren van hun primaire behoeften. Dit zie je zelfs terug in de ontwikkeling van menselijke hersenen. De 'nieuwere' hersengebieden werden en worden groter en zijn meebepalend voor het gedrag van mensen. Deze 'nieuwe' hersengebieden onderdrukken de driften, impulsen en instincten en sturen meer op basis van logica, voorspellingen en geheugen. Alcohol schakelt een deel van deze functies uit en zorgt ervoor dat mensen dingen doen die ze normaal nooit zouden doen (bijvoorbeeld agressief zijn); de basale hersenstructuren nemen de overhand. 'Ik was mezelf niet', zeggen mensen dan achteraf, waarmee ze waarschijnlijk bedoelen dat de controle over hun basale hersenstructuren onvoldoende dwingend was.

Hoe goed je bent in het controleren van behoeften is onder meer ingegeven door hoe goed de nieuwere hersengebieden in staat zijn om deze controle uit te oefenen. Deze vaardigheid is iets wat tussen mensen verschilt maar ook per situatie anders is. Dit geldt niet alleen voor voeding en bewegen, maar bijvoorbeeld ook voor voortplanting en agressie. Deze controle wordt mede ingegeven door factoren zoals intelligentie, opvoeding, cultuur, ervaringen, persoonlijkheid en psychische gesteldheid.

Consequentie. Het zit voor een deel in de natuur van mensen om, ter voorbereiding op tijden van schaarste, energie efficiënt op te slaan (door middel van vet) en daarnaast heel zuinig met energie om te gaan. Deze evolutionair gezien helpende eigenschappen keren zich bij langdurige overvloed misschien juist tegen mensen. Verder worden wij deels gedreven door drijfveren en instincten die in het brein 'vastliggen'. Voor sommige mensen is het nodig deze drijfveren te onderdrukken. Het aanleren en versterken van zelfcontrole is dan ook een van de aspecten van verandering waarbij zorgprofessionals mensen kunnen ondersteunen.

GEDRAG IS DEELS AANGELEERD: NAAST 'NATURE' STAAT 'NURTURE'

Natuurlijk staat veel van ons gedrag constant onder invloed van onze biologische eigenschappen en lijkt de reikwijdte van onze mogelijkheden sterk mede bepaald te worden door de 'nature'-component. Menselijk gedrag wordt echter ook sterk beïnvloed door de ontwikkeling die we gedurende ons leven doormaken op basis van allerlei leerprocessen. Leren laat zich omschrijven als een blijvende verandering van gedrag of mentale processen, als gevolg van een bepaalde ervaring. We leren door imitatie, klassieke en operante conditionering, inzicht en sociale invloed. Dit betekent dat we in allerlei situaties en langs tal van routes in ons gedrag worden beïnvloed. Als het gaat om de beïnvloedbaarheid van gedrag wordt vaak gerefereerd aan de metafoor van de ijsberg (zie figuur 1.1).

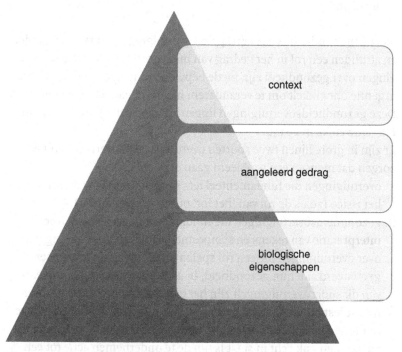

Figuur 1.1 De metafoor van de ijsberg.

Een deel van de ijsberg steekt boven de waterlijn uit en laat zich vergelijken met het concreet zichtbaar gedrag van mensen in interactie met hun context. Vanuit dit waarneembare gedrag laat zich een voorspelling doen over het deel van de ijsberg dat zich onder water bevindt en waarvan we weten dat het in volume veel groter is dan het spreekwoordelijke topje van de ijsberg. In de basis van de ijsberg liggen elementen zoals persoonlijkheid en drijfveren, die zeer stabiel en lastig te beïnvloeden zijn. Zij worden op hun beurt weer krachtig beïnvloed door 'nature'-componenten. De mogelijkheid om vanuit het hier en nu invloed uit te oefenen op deze componenten is beperkt.

Een van de theoretische modellen over persoonlijkheid waarin gesteld wordt dat er een sterke 'nature'-component aanwezig is als basis voor de menselijke persoonlijkheid, is de Big Five-theorie. Deze theorie beschrijft een vijftal dimensies van persoonlijkheid, waarbij de 'nature'-component in sterke mate de individuele gedragsneiging van mensen bepaalt. Tegelijkertijd kun je stellen dat mensen wel iets kunnen leren, zij het op een door Moeder Natuur begrensd speelveld. De dimensies van persoonlijkheid uit de Big Five zijn:

- extraversie;
- emotionele stabiliteit;
- zorgvuldigheid;
- openstaan voor nieuwe ervaringen;
- altruïsme.

Iets dichter onder de waterlijn spelen overtuigingen, normen, waarden en attituden een rol in het gedrag van mensen. Fundamentele overtuigingen over gezondheid zijn mede bepalend of iemand een gevoel van urgentie ontwikkelt om te veranderen; het besef dat het anders moet. Deze gezondheidsovertuigingen liggen vrij diep verankerd en veranderen nauwelijks in de tijd.

Er zijn in grote lijnen twee soorten overtuigingen die ervoor kunnen zorgen dat mensen een probleem gaan ervaren:

a   overtuigingen die fundamenteel iets zeggen over het waarom van het risico (zoals de rol van 'het lot' of een hogere macht);

b   gezondheidsovertuigingen die fundamenteel iets zeggen over de interpretatie van tekens en symptomen. Ook valt er iets te zeggen over overtuigingen die een rol spelen bij de afweging of mensen, gerelateerd aan hun gezondheid, in actie gaan komen. Voorbeelden van dit soort overtuigingen zijn het idee dat een negatieve gezondheidstoestand door eigen gedrag voorkomen kan worden, dat de te ondernemen actie een effectieve bijdrage levert aan de gezondheid en dat men ook echt in staat is om de te ondernemen actie tot een goed einde te brengen.

Het duidelijk en bespreekbaar maken van deze componenten kan helpen zicht te krijgen op een deel van het hoe en waarom van het gedrag, en kan soms leiden tot het aanscherpen of bijstellen ervan. Ter hoogte van het wateroppervlak bevinden zich allerlei relevante vaardigheden die mensen nodig hebben om een bepaald gedrag te kunnen vertonen. Het feit dat mensen leerbaar zijn door overtuigingen bij te stellen, attituden te veranderen, vaardigheden aan te leren en ander gedrag te ervaren en evalueren, pleit voor het feit dat 'nature' niet allesbepalend is en er dus veel te bereiken valt door in de 'nurture'-kant van gedrag te investeren.

Consequentie. Indien iemand is opgegroeid met het idee dat ziekte en gezondheid factoren zijn die zich buiten de directe invloedssfeer van de mens bevinden, ligt het voor de hand dat allerlei relevante vaardigheden in relatie tot het omgaan met gezondheidsproblemen niet of slecht ontwikkeld zijn. Als mensen middels coaching geraakt kunnen worden in hun eigen overtuigingen, attituden en vaardigheden, zijn de meeste mensen in staat om hun ongezonde leefstijl aan te pakken. Verder lijkt het zinvol om je als leefstijlcoach vooral te oriënteren op de elementen van persoonlijkheid die helpend zijn bij het veranderen, en tegelijkertijd ook aandacht te hebben voor elementen die juist lastig of deels belemmerend zijn bij het veranderen. Door zorgvuldig in te spelen op zulke helpende en belemmerende elementen van persoonlijkheid kan de leefstijlcoach beter afstemmen op individuele behoeften en mogelijkheden.

GEDRAG IS CONTEXTAFHANKELIJK: MEN INTERACTEERT MET ZIJN OMGEVING EN VOORAL MET DE MENSEN DAARIN

Menselijk gedrag is niet alleen afhankelijk van individugebonden eigenschappen, maar ontstaat altijd in interactie met de omgeving. Iemands leefstijl is het product van deze interactie. Wanneer persoon en omgeving goed bij elkaar passen, spreekt men van een persoon-omgeving-fit (PO-fit). De persoon interacteert met de omgeving en is daar tevens onderdeel van. Dit heeft als consequentie dat een goede 'fit' eraan bijdraagt dat iemand zich gemakkelijk gezond kan gedragen: bijvoorbeeld bij een omgeving waarin een gezonde leefstijl de norm is en een persoon die zelf ook waarde hecht aan een gezonde leefstijl. Het wordt anders wanneer iemand in een omgeving leeft waar gezond leven geen issue is en er dus een niet-helpende omgeving een rol gaat spelen. De 'fit' tussen persoon en omgeving komt dan onder druk te staan. Het slagen van een leefstijlverandering zal nu mede bepaald worden door het vermogen van de persoon om invloed uit te oefenen op de eigen omgeving. Soms is het nodig een omgeving te zoeken die wel passend is bij de gewenste verandering.

Zowel de fysieke, economische als de sociale omgeving heeft een sterke invloed op de leefstijl van mensen. Belangrijke determinanten uit de omgeving zijn bijvoorbeeld de beschikbaarheid van voedsel, woonomstandigheden, inkomen, werk, vervoer, scholing en sociale isolatie. Het blijkt dat vooral mensen met een lage sociaaleconomische status moeite hebben om invloed uit te oefenen op hun omgeving. Vooral sociale steun (emotioneel, instrumenteel, informatief en wat betreft waardering) is een belangrijke factor bij het veranderen van routinegedrag, leerprocessen en stressmanagement.

Consequentie. Het is veel te eenvoudig om de aanpak van leefstijlproblematiek alleen te vertalen naar de verantwoordelijkheid van het individu. Het is een maatschappelijk en individueel probleem en de aanpak dient mede gericht te zijn op de inrichting van de omgeving, stimulerende regelgeving en handhaving, voorlichting en educatie, adequate signalering, advies en ondersteuning. Vanuit het individuele perspectief is de mogelijkheid om de eigen omgeving te beïnvloeden van groot belang voor het welslagen van gedragsverandering. Over het algemeen zijn sociale vaardigheden zoals assertiviteit en dominantie van groot belang bij het vormgeven van een helpende omgeving.

STRESS SPEELT EEN INGEWIKKELDE DUBBELROL

Het lastige aan het begrip stress in relatie tot gedragsverandering is dat het doorbreken van vaste gedragspatronen mensen vrijwel altijd uit hun 'comfort zone' haalt en daardoor ook weer een belangrijke stressbron kan zijn. Tegelijkertijd is stress, die ook veroorzaakt kan worden door gebeurtenissen buiten het veranderproces (zoals problemen op het werk of in de relatie, familieomstandigheden), op zich vaak weer een barrière voor succesvolle gedragsverandering in alle fasen van het veranderen.

Negatieve stress en hiermee samenhangende veranderingen in zowel cognitieve (zoals inzicht en analyse) als emotioneel-affectieve processen (zoals motivatie), heeft over het algemeen een negatieve invloed op de verander- en leercapaciteit van mensen. Je kunt dus gerust stellen dat bewuste en geplande leefstijlveranderingen enerzijds vaak stress veroorzaken en anderzijds bemoeilijkt worden door diezelfde negatieve stress. Daarnaast is stress misschien juist noodzakelijk om mensen uit hun ongezonde routines te halen. Zo kan de confrontatie met een hartinfarct - een stressvolle gebeurtenis - misschien wel de belangrijkste drijfveer zijn voor een hierop volgend veranderproces, zoals stoppen met roken, meer bewegen en gezonder gaan eten.

Kortom: het veranderen van vaste gedragspatronen gaat doorgaans met stress gepaard. De mate waarin mensen stressbestendig zijn is hierbij een belangrijke en soms bepalende factor bij een leefstijlverandering. De stressbestendigheid van mensen is een ingewikkeld samenspel van genetische factoren, zoals emotionele stabiliteit (zie de Big Five), sociale factoren, overtuigingen, fysieke conditie, enzovoort.

Consequentie. Het is belangrijk dat de leefstijlcoach bij het begeleiden van mensen die hun leefstijl willen veranderen aandacht heeft voor het fenomeen stress, vanuit een drietal perspectieven:
- het loslaten van vaste gedragspatronen en het aanleren van nieuwe patronen gaat meestal gepaard met stress;
- negatieve stress en de hiermee samenhangende afgenomen capaciteit van mensen vormt een (tijdelijke) barrière voor gedragsverandering;
- stressvolle gebeurtenissen kunnen op zichzelf juist een belangrijke reden vormen voor mensen om ongezonde routines te doorbreken.

Mensen kunnen bovendien begeleid worden in de manier waarop ze met de ontstane stress omgaan. Stressmanagement is daarmee een relevant onderdeel binnen de begeleiding van mensen bij een bewuste en geplande gedragsverandering. Soms kan het noodzakelijk zijn om de ingezette leefstijlverandering te 'parkeren' en eerst aandacht te hebben voor de effecten van stress en de mogelijke bijbehorende oplossingen.

GEDRAGSVERANDERING VERLOOPT IN FASEN

Wanneer mensen veranderen, gaat dit altijd gefaseerd. Simpelweg vanwege het feit dat wanneer iemand in plaats van gedrag A nu gedrag B vertoont, dit ook benoemd kan worden als fase 1 en fase 2. Gedragswetenschappers proberen gedragsverandering in meer dan twee fasen op te delen. Een voorbeeld hiervan is het 'precaution adoption process model' (zie hoofdstuk 8). De behoefte om verandering in fasen op te delen, komt voort uit het feit dat mensen in verschillende fasen ook door verschillende factoren beïnvloed lijken te worden.

Zo zijn de factoren die ervoor zorgen dat iemand bepaald gedrag blijft vertonen mogelijk anders dan de factoren die ervoor zorgen dat iemand überhaupt verandert. Op het moment dat iemand zich bijvoorbeeld al zeer bewust is van de relatie tussen leefstijl en gezondheid, en daardoor zeer gemotiveerd is om aan de slag te gaan, is er weinig tot geen behoefte aan informatie over de negatieve gevolgen van de leefstijl. Zo iemand wil juist aan de slag en vooral ondersteuning bij het omzetten van motivatie in concreet gedrag. Andersom is het zo dat iemand die zich nog nauwelijks bewust is van de gevolgen van de eigen leefstijl en ook nauwelijks interne motivatie voelt om te veranderen, meestal snel afhaakt als er alleen maar actie in de vorm van bijvoorbeeld een beweegprogramma wordt aangeboden.

Deze voorbeelden maken duidelijk dat kennis over fasering belangrijk is voor het kiezen van de juiste interventie op het juiste moment.

Consequentie. Wanneer je als professional inschat in welke fase van gedrag iemand zich bevindt, kun je iemand specifieker begeleiden. Met deze fasering leg je als professional de basis voor een methodische aanpak.

1.3   Betekenis voor de professional

Vanuit voorgaande uitgangspunten worden professionals geconfronteerd met mensen bij wie deze uitgangspunten in mindere of meerdere mate bepalen of verklaren hoe zij zich gedragen. Dit houdt concreet in dat de professional iemand tegenover zich heeft die:
- zich in een bepaalde mate verantwoordelijk voelt voor zijn gezondheid;
- bepaalde competenties (niet of onvoldoende) heeft om zichzelf gezond te houden of krijgen;
- alleen te leren kennen is door de buitenkant te observeren en te vragen naar de binnenkant;
- volgens allerlei patronen en automatismen leeft;
- gedreven wordt door biologische aspecten van het mens-zijn ('nature');
- gevormd is en wordt in interactie met de omgeving ('nurture');
- een goede of slechte 'fit' heeft met zijn omgeving;
- behoefte heeft aan prikkels die variëren per fase van het veranderproces.

Deze uitgangspunten geven richting aan de analyse en interventie(s) die nodig zijn om een cliënt te ondersteunen bij het bereiken van een leefstijlverandering. Ze helpen de hulpverlener tevens het perspectief van de cliënt te begrijpen. Een bepaald deel van de cliënten voelt zich niet verantwoordelijk voor het oplossen van problemen. Pogingen van de professional om deze cliënten aan te sporen iets aan hun gezondheid te doen zonder het eerst over deze verantwoordelijkheid te hebben, leiden vaak tot frustratie aan beide kanten. Wanneer cliënten de verantwoordelijkheid wel voelen, is er vaak sprake van een gevoel van onmacht. Dit gevoel wordt mede bepaald door het ontbreken van competenties, gebrek aan zelfkennis en een patroonmatige (en daardoor veilig aanvoelende) leefwijze. Primaire behoeften kunnen bovendien vaak moeilijk onderdrukt worden; men is het niet gewend of heeft niet geleerd om zelf vorm te geven aan gezondheid of iets te doen aan een slechte 'fit' met de omgeving. Geen wonder dat het veel mensen niet lukt om zelfstandig hun leefstijl te veranderen en ze snel opgeven wanneer ze het wel proberen.

Hiermee wordt het ook logisch dat maatschappelijke initiatieven die zich richten op informatieverstrekking vooral effectief zijn bij mensen die al gezond leven (waardoor ze vaak positieve uitkomsten hebben met betrekking tot de genoemde uitgangspunten) en niet werken bij mensen voor wie dit niet geldt (en vaak negatieve uitkomsten hebben wat betreft deze uitgangspunten). Dit betekent dat maatschappelijke (en ook professionele) initiatieven zich beter kunnen richten op de uitgangspunten zoals we ze hiervoor hebben beschreven.

CONTRA-INDICATIES
De genoemde uitgangspunten hebben ook als consequentie dat sommige mensen niet geschikt zijn voor een aanpak waarbij een appel wordt gedaan op hun vermogen nieuwe competenties te leren. Bijvoorbeeld doordat zij deze vermogens, al dan niet tijdelijk, niet kunnen ontwikkelen of niet willen ontwikkelen. Het is daarom van belang dat er in het proces van leefstijlverandering een screening plaatsvindt op factoren die ervoor kunnen zorgen dat iemand niet kan of wil veranderen (zie ook hoofdstuk 3).

1.4   Communicatie

De eerder besproken stellingen en bijbehorende conclusies leveren automatisch een aantal uitgangspunten op voor de communicatie tussen professional en cliënt. Om samen tot werkelijk veranderde inzichten en individueel passende gedragsalternatieven te komen, is het noodzakelijk dat de communicatie gericht is op meer dan alleen gedragingen of informatieoverdracht.

COMPETENTIE GEZONDHEID VERSTERKEN
Indien gezondheid als een persoonlijke competentie gezien wordt, is het niet meer dan logisch dat leefstijlcoach en cliënt in gezamenlijkheid besluiten nemen over relevante doelen en passende oplossingen. Hier spelen processen zoals bewustwording, kiezen, uitvoeren en eva-

lueren natuurlijk een belangrijke rol. Een professional die vooral feitelijke informatie verstrekt en directief is in het keuzeproces, gaat voor-
bij aan de eigen verantwoordelijkheid van de cliënt en draagt ook niet
bij aan het ontwikkelen van juist die vaardigheden die voor de cliënt
essentieel zijn in relatie tot het vormgeven van de eigen gezondheid.
In het licht hiervan is een belangrijke valkuil voor professionals de
'reparatiereflex'. Problemen oplossen voor de ander geeft over het
algemeen een tevreden gevoel aan beide kanten, maar ondermijnt
de mogelijkheid van de cliënt om verantwoordelijkheid te nemen en
daartoe vaardigheden te ontwikkelen. De uitdaging is juist om mensen
te versterken in hun persoonlijk vermogen om hun eigen gezondheid
te beïnvloeden, door in het communicatieproces de ander steeds uit
te nodigen tot zelfonderzoek en het formuleren van eigen conclusies,
doelen en oplossingen. Dit heeft alleen zin als de professional in staat
is dit met empathie en betrokkenheid te doen, anders zullen mensen
zich alleen gelaten voelen ('hij wil me niet helpen'). Met warmte en
betrokkenheid de regie bij de ander leggen, is een van de krachtigste
communicatievaardigheden die een professional kan bezitten.

ONBEVOOROORDEELD LUISTEREN

Een lastig aspect van goede begeleiding is zonder vooroordeel naar
mensen te luisteren. Het is bijvoorbeeld heel verleidelijk om een roker
na een bezoek aan de longarts te veroordelen. Of, als iemand de hand-
doek in de ring gooit tijdens een veranderproces, te denken dat hij niet
graag genoeg wil, niet slim genoeg is of niet genoeg doorzettingsvermogen heeft. Zonder oordeel naar iemand luisteren biedt je als professional de mogelijkheid om de werkelijke reden achter gedrag te leren
kennen. Soms is dit een heel goede reden, soms een bijzonder slechte,
maar je hebt hem leren kennen. Wanneer je iemand (ook onbedoeld)
veroordeelt, heeft hij dat bijna altijd meteen door, met geslotenheid en
afstand als gevolg. Een oprecht nieuwsgierige houding is een belangrijke grondhouding die een leefstijlcoach beter laat functioneren.

ENTHOUSIASMEREN

Een belangrijke voorwaarde voor veranderen is energie. Mensen halen
uit allerlei dingen energie om te veranderen. Uiteindelijk is het wense-
lijk dat zij die energie uit zichzelf en hun omgeving halen, maar in het
begin kun je als leefstijlcoach ook een bijdrage leveren. Door met passie en gedrevenheid te begeleiden, kun je een belangrijke energiebron
zijn, waardoor mensen over drempels heen kunnen stappen, wat ze in
hun eentje niet kunnen of durven.

BEKRACHTIGEN

Mensen houden van complimenten en groeien wanneer ze positieve feedback krijgen. Positieve feedback helpt mensen het juiste pad te bewandelen, negatieve feedback niet. Mensen hebben vaak al genoeg negatieve feedback en ervaringen opgedaan met bewegen, voeding of het veranderen van hun gedrag. Als leefstijlcoach kun je helpen dit tij te keren door vooral in te zoomen op de dingen die goed gaan. Iemand die er slecht uitziet, weet dit vaak maar al te goed. Dit nog eens benadrukken kan een goede confrontatie zijn, maar leidt vaker tot minder energie. De mededeling dat iemand er goed uitziet zal meer motiveren er goed uit te (willen) zien dan het tegenovergestelde. Zonder dat dit karikaturale vormen aanneemt, kunnen complimenten en positieve feedback middelen zijn die de leefstijlcoach bewust kan inzetten om mensen te motiveren en bekrachtigen in hun gedrag.

1.5   Gespreksmodellen

De laatste tien jaar is er een duidelijke ontwikkeling te zien in de gespreksmodellen die professionals hanteren in de gesprekken met cliënten. Steeds vaker worden de paternalistische modellen ingeruild voor een 'shared' model of een 'informed' model. De verschillen tussen deze modellen worden uiteengezet in tabel 1.2.

Tabel 1.2 Gespreksmodellen.	
Paternalistisch model	Eén richting
	Informatie van professional naar cliënt
	Medische informatie
	Gekoppeld aan aandoening of ziekte
	Professional neemt besluit
'Shared' model	Twee richtingen
	Uitwisseling informatie tussen professional en cliënt
	Medische en persoonlijke informatie
	Gericht op aandoening of ziekte en persoon
	Gemeenschappelijk besluit
'Informed' model	Eén richting
	Informatie van professional naar cliënt
	Medische informatie
	Gekoppeld aan aandoening of ziekte
	Cliënt besluit

Om mensen actief te betrekken bij besluiten over hun gezondheid, ligt het voor de hand om tot een vorm van gemeenschappelijke besluitvorming ('shared' model) te komen. Daarin wordt naast biomedische informatie ook persoonlijke informatie uitgewisseld en zijn de beslissingen uiteindelijk de uitkomst van een dialoog tussen professional en cliënt. Het gaat hierbij dus niet om een enkel besluit aan het einde van de rit, maar veel eerder om een continu proces waarin besluiten steeds in gezamenlijkheid worden genomen. De literatuur rondom het beïnvloeden van de leefstijl van mensen toont aan dat gemeenschappelijke besluitvorming zorgt voor meer zelfmanagement en therapietrouw.

1.6   Motiverende gespreksvoering

Een gespreksmethodiek die de laatste jaren sterk aan invloed heeft gewonnen, is motiverende gespreksvoering (MG). Deze methode laat zich definiëren als een directieve en persoongerichte gespreksstijl die tot doel heeft gedragsverandering te bevorderen door ambivalentie ten opzichte van verandering te helpen verhelderen en oplossen. De belangrijkste uitgangspunten zijn de volgende:

- MG is gericht op het identificeren en mobiliseren van intrinsieke waarden en doelen die ondersteunend zijn voor gedragsverandering.
- De motivatie tot verandering moet vanuit de cliënt zelf ontstaan en niet door externe factoren.
- MG is ontworpen om ambivalentie te herkennen, verkennen en op te lossen. Daarbij moeten de kosten en baten van het veranderen benoemd worden.
- Bereidheid tot verandering is niet een statische eigenschap van mensen, maar een wisselend product van interpersoonlijke interactie.
- Weerstand en ontkenning zijn signalen die vragen om het bijstellen van de motivationele strategie.
- Essentieel zijn het benadrukken en versterken van het vertrouwen van de cliënt in de eigen mogelijkheden gedragsverandering door te voeren en de gestelde doelen te halen.
- De relatie tussen professional en cliënt is een vorm van partnership met respect voor de autonomie van de cliënt.
- MG is zowel een set van technieken als een innerlijke houding.

Het lastige aan het begeleiden van verandering bij mensen is dat de leefstijlcoach zich steeds bewust moet zijn van de vraag wie waar precies verantwoordelijk voor is. Motiverende gespreksvoering is meer dan alleen de cliënt aan het woord laten. De expertise van de leefstijlcoach richt zich onder meer op het juiste moment en vanuit de juiste attitude inzetten van interventies en tegelijkertijd het op het juiste moment ruimte maken voor de expertise van de cliënt. Het is onze ervaring dat leefstijlcoaches soms met expliciete adviezen komen over thema's waar alleen de cliënt zelf expert in is. Daarmee overschrijdt de leefstijlcoach een grens en draagt niet langer bij aan het versterken van de cliënt. Dit betekent niet dat de leefstijlcoach geen kennis of adviezen mag inbrengen, maar dat de leefstijlcoach dat alleen doet met thema's waarover hij zelf professionele expertise heeft. Indien er een soort stoelendans ontstaat waarbij leefstijlcoach en cliënt regelmatig op elkaars stoel gaan zitten, is er iets goed mis.

Om dicht bij de uitgangspunten van MG te blijven, moet een aantal oude hulpverlenersgewoonten worden afgeleerd, zoals etiketteren, de deskundige uithangen, vroegtijdig focussen, vraag-en-antwoord-gesprekken voeren en voor de ander invullen. Zeker bij cliënten die veel tijd nodig hebben om hun eigen motivatie op te bouwen, is dit voor menige professional een lastige opgave. Binnen de motiverende gespreksvoering zijn er interventies die, afhankelijk van de fase van gedragsverandering, ingezet kunnen worden. De belangrijkste zijn:

- ambivalentie exploreren;
- weerstand ombuigen;
- verandertaal herkennen en versterken;
- zelfeffectiviteit versterken;
- een actieplan opstellen.

AMBIVALENTIE EXPLOREREN

Het doel van ambivalentie exploreren is om mensen die ambivalent of tweeslachtig zijn ten aanzien van een verandering, een keuze te helpen maken. Deze ambivalentie kenmerkt zich door: 'ik wil wel, maar ...' Vooral in de eerste twee fasen van gedragsverandering kan deze interventie een belangrijk instrument zijn. De aanname bij ambivalentie is dat het geen zin heeft om meer informatie over de voor- en/of nadelen toe te voegen aan de balans. Hoe meer voordelen je als professional aandraagt, des te meer nadelen iemand zelf toevoegt (en vice versa). Het uiteindelijke doel is dan ook niet kiezen door meer argumenten toe te voegen, maar door de uiteindelijke consequentie van de keuze persoonlijk te maken.

De interventie gaat van start met het in kaart brengen van alle voor- en nadelen bij het huidige en nieuwe gedrag, waarna de balans wordt opgemaakt. Het is essentieel dat de cliënt deze voor- en nadelen zelf inbrengt en opschrijft. Dat je er als leefstijlcoach nog veel meer kent, is irrelevant; dit is dus meteen een mooie gelegenheid om het uitschake-

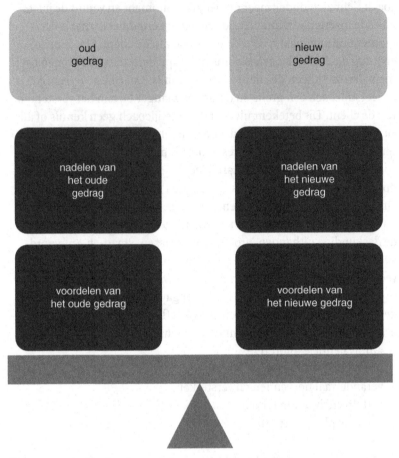

Figuur 1.2 *Ambivalentie: er vindt geen verandering plaats.*

len van de reparatiereflex te oefenen als professional. Dit leidt uiteindelijk tot een balans zoals in figuur 1.2.

Met deze inventarisatie komt er zicht op de ambivalentie. Dat leidt tot de volgende stap: inzoomen op de nadelen van het oude en de voordelen van het nieuwe gedrag (in die volgorde). Dit inzoomen doe je door de ander uit te nodigen de consequenties te beleven alsof zij echt plaatsvinden. Dit kun je doen via een oefening waarbij je gebruik maakt van geleide fantasie. Laat mensen zo concreet mogelijk benoemen wat de feitelijke voor- en nadelen zijn en hoe ze zich hierbij voelen. Een consequentie van dit proces kan zijn dat het mensen echt raakt en zij emotioneel worden. Hoe vervelend dit ook kan zijn, het is wel een indicatie dat iemand de consequenties echt personaliseert. Nadat je hebt ingezoomd op het oude gedrag, nodig je de ander uit om het gevoel dat bij deze nadelen past te omschrijven in enkele treffende

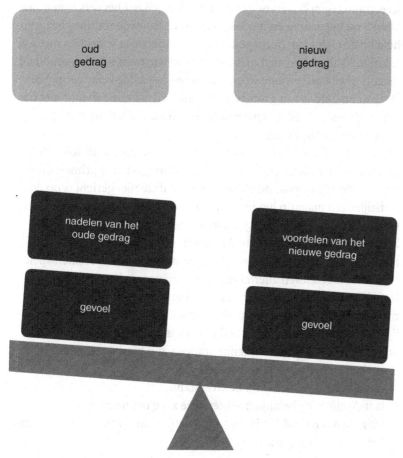

Figuur 1.3 *Doorbreken van ambivalentie: iemand komt in beweging.*

woorden. Hetzelfde doe je bij de voordelen van het nieuwe gedrag (zie figuur 1.3).

Deze techniek kent een aantal uitkomsten; voor een succesvolle gedragsverandering is dat idealiter een situatie waarbij de balans doorslaat richting het nieuwe gedrag. De balans kan echter ook doorslaan naar het oude gedrag. Dat is ook een waardevolle uitkomst, aangezien dit een belangrijke indicatie is voor een lage succeskans van een gedragsverandering. Een derde uitkomst is dat de ambivalentie blijft, doordat de consequenties van de keuze zo ingrijpend zijn dat iemand de keuze niet kan of durft te maken. De ervaring leert dat veel mensen op dat moment tijd en ruimte nodig hebben om een besluit te nemen.

WEERSTAND OMBUIGEN

Het proces van verandering kent vele momenten waarbij de cliënt gedrag vertoont dat geïnterpreteerd kan worden als een vorm van weerstand tegen de verandering. Het is logisch dat het verkennen van allerlei nieuw gedrag en het loslaten van vertrouwde routines bezorgdheid bij de cliënt kan oproepen. Je weet immers wat je hebt en niet wat je krijgt. Vaak is men zich niet eens echt bewust van deze bezorgdheid, maar is er een onbewuste weerstand tegen bepaalde veranderingen. Deze weerstand is van grote waarde, omdat deze samenhangt met het werkelijk onderzoeken van verandering en zicht geeft op zorgen omtrent de gewenste situatie.

Het is aan de leefstijlcoach om iets met deze weerstand te doen. Een professionele houding die daarbij hoort kenmerkt zich primair door respect voor de weerstand en het besef dat deze niet gericht is op de leefstijlcoach maar op het proces. Soms reageren coaches op de weerstand alsof het lastig gedrag is dat de doelen van de coaching blokkeert. Vaak speelt hier een rol dat coaches de weerstand te persoonlijk opvatten. We kennen het allemaal, je bent vermoeid, misschien spelen er in jouw eigen leven allerlei stressoren en voor je het weet ga je als leefstijlcoach weerstand tegen de cliënt ontwikkelen. Op dit moment raakt de relatie verstoord en raak je verder verwijderd van het werkelijke probleem. De uitdaging is dus om iets positiefs te doen met de ontstane weerstand. De volgende stappen zijn hierbij relevant:

– herken en benoem de weerstand;
– onderzoek de zorg achter de weerstand;
– laat de cliënt de belangen achter deze zorg benoemen;
– buig de weerstand om in veranderenergie, door samen met de cliënt het vervolgtraject te kiezen.

VERANDERTAAL HERKENNEN EN VERSTERKEN
De manier waarop mensen hun woorden kiezen lijkt een belangrijke indicatie te zijn voor het al of niet veranderen van hun gedrag. Verandertaal is gesproken of geschreven taal, waaruit een positieve neiging tot veranderen blijkt. Daartegenover staat status quo-taal, waaruit blijkt dat iemand niet wil veranderen.

Tabel 1.3 Status quo-taal en verandertaal.	
Status quo-taal	'Ik denk dat ik het wel ga doen.'
	'Ik ga erover nadenken of ik het wil.'
	'Dat zou ik moeten doen, ja.'
Verandertaal	'Ik ga morgen beginnen met hardlopen.'
	'Ik ga er deze week over nadenken en zal volgende week vertellen wat de uitkomst is.'
	'Dat moet ik doen.'

Het is belangrijk om als leefstijlcoach status quo-taal of verandertaal te herkennen. Als iemand verandertaal uit is het goed om dit als leefstijlcoach te belonen en bekrachtigen. Wanneer iemand status quo-taal bezigt is het goed om dit te benoemen en de cliënt uit te nodigen tot verandertaal. Voorbeelden van manieren om dit te doen zijn:

– 'Wat denkt u te gaan doen?'
– 'Hoe gaat u het aanpakken?'
– 'Wanneer gaat u precies beginnen?'

Wanneer mensen weerstand hebben tegen een verandering, geven zij vaak geen antwoord op dit soort vragen. Daarmee zijn ze een goede graadmeter voor weerstand.

ZELFEFFECTIVITEIT VERSTERKEN

Vertrouwen in het eigen kunnen is essentieel voor verandering (zie ook hoofdstuk 5). Met het versterken van de zelfeffectiviteit, een techniek uit de motiverende gespreksvoering, nodig je mensen uit om in te schatten hoe groot de kans is dat ze een bepaald doel en het bijbehorende gedrag zullen halen. Dit kan bijvoorbeeld met behulp van een 'visual analogue scale' (VAS). Na deze meting ga je in gesprek, bijvoorbeeld om samen te ontdekken hoe het vertrouwen te vergoten is ('wat is er nodig om van de vier die je hebt ingevuld op de VAS een vijf of misschien wel een zes te maken?'). Vaak is het goed mogelijk om mensen zelf hulpbronnen te laten inschakelen of de doelen bij te stellen, en ze daarmee voor de cliënt realistischer te maken.

ACTIEPLAN OPSTELLEN

Een belangrijke techniek uit de motiverende gespreksvoering is het maken van een actieplan (zie ook hoofdstuk 6). In dit plan wordt het motivationele construct geconcretiseerd in duidelijke acties. In hoofdlijnen gaat de cliënt onder begeleiding doelen, strategieën en gedrag benoemen en plannen. Daarnaast beschrijft de cliënt hoe hij in de loop van de tijd de resultaten zal evalueren.

Samenvatting

» Gezondheid hangt samen met persoonlijke competenties.
» Gedrag is complex en nooit volledig te voorspellen. Het verloopt deels patroonmatig en hangt samen met zowel 'nature' als 'nurture'. Gedrag is contextafhankelijk.
» Stress speelt een lastige dubbelrol.
» Gedragsverandering kent verschillende fasen. Leefstijlproblematiek kent vele facetten en is niet toevallig.

» Een professional moet vanuit verschillende perspectieven kijken naar leefstijl en zich oriënteren op de beweegredenen van de cliënt. Hij werkt met gespreksmodellen die gebaseerd zijn op het 'shared' model, moet vroegtijdig focussen op oude gewoonten (zoals etiketteren) en moet afleren dominant-directief te zijn. Ook de gedragsverandering van professionals verloopt in fasen.

» Motiverende gespreksvoering kent, behalve technieken die de leefstijlcoach kan inzetten om de cliënt te ondersteunen, ook een grondhouding. De technieken ondersteunen de leefstijlcoach bij het 'uitoefenen' van deze houding.

Kernvragen bij het Leefstijl en Gezondheid-model

2.1   Inleiding

Leefstijl is een thema dat steeds vaker aan de orde is. Of het nu gaat
om rapporten ter ondersteuning van regeringsbeleid, artikelen over de
relatie tussen leefstijl en chronische ziekten, als gespreksonderwerp
op feestjes, in televisieprogramma's of bij de preventieve screening
door de huisarts - mensen zijn er in toenemende mate mee bezig. Dit
geldt zeker voor hulpverleners, maar ook buiten de zorg is er steeds
meer belangstelling voor leefstijl. Denk hierbij aan het bedrijfsleven,
de particuliere markt en ondernemers in de sport- en fitnessbedrijven.
Zoals vaker bij dit soort ontwikkelingen, verschijnen er vervolgens
concepten om mensen te begeleiden bij hun leefstijlverandering. Velen
gaan daarbij voor de 'quick fix'. Helaas besteden veel programma's
niet of nauwelijks aandacht aan aspecten zoals duurzaamheid, toet-
sing en een in de wetenschap geborgde methodiek. Naar onze mening
is een methodiek voor gedragsverandering essentieel bij het bieden
van professionele ondersteuning bij leefstijlverandering.
In dit hoofdstuk schetsen we de hoofdlijnen van een vraaggestuurde
methodiek die voldoet aan praktische bruikbaarheid, wetenschappelijke onderbouwing en klinische relevantie: het Kernvragen bij Leefstijl
en Gezondheid-model ofwel KLG-model.

2.2   Vier kernvragen

Veel modellen beschrijven verschillende fasen van gedragsverandering
en bijbehorende thema's; sommige om gedrag te verklaren, andere
om gedrag te voorspellen. Wij zagen de uitdaging om een vraaggestuurd werkmodel te ontwikkelen vanuit het perspectief van de cliënt,
dat begint bij de kernvragen die in de leefstijlcoaching aan de orde
zijn. Deze kernvragen bij leefstijl en gezondheid vormen de basis van
de verandermethodiek die we in dit boek beschrijven.

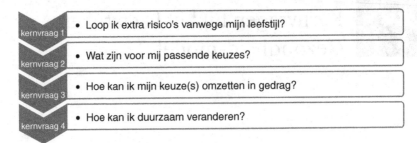

Figuur 2.1 *De vier kernvragen voor leefstijlcoaching.*

Op basis van de literatuur over gedragsverandering, onze eigen ervaringen en gesprekken met experts zijn we gekomen tot een viertal
kernvragen die de cliënt bewust en expliciet of juist onbewust en impliciet aan de leefstijlcoach stelt (zie figuur 2.1). Vervolgens hebben we
bij die kernvragen de relevante thema's in een methodiek gevat.

KERNVRAAG 1. LOOP IK (EXTRA) RISICO'S VANWEGE MIJN
LEEFSTIJL?
Volgens professionals in de gezondheidszorg zijn veel mensen zich
onvoldoende bewust van de gevolgen van hun leefstijl. Dit geldt zowel
voor mensen die (nog) geen ziekte of aandoening hebben, als voor
mensen die daar wel mee kampen. Onze ervaring is dat dit bij zorgver-
leners vaak zowel tot verbazing als frustratie leidt. Maar het is essentieel voor motivatie en gedragsverandering dat mensen uiteindelijk zelf
tot dit inzicht komen. Wanneer iemand zich ernstig bedreigd voelt,
bijvoorbeeld omdat hij denkt iets ernstigs onder de leden te hebben,
leidt dit negen van de tien keer tot actie, soms zelfs tot aan het extreme
toe. In deze situatie is er niet alleen sprake van inzicht maar ook van
een duiding van dit inzicht (in dit geval: 'niet pluis').
Mensen die hulp nodig hebben bij de bewustwording van de effecten
van hun leefstijl, lijken in een tegenovergestelde modus te zitten. Dit
geldt zowel voor de groep die al is geconfronteerd met de gevolgen van
hun leefstijl als voor de mensen bij wie dit nog niet is gebeurd. Kenmerkend voor mensen die de eerste kernvraag stellen, is dat ze zich
niet bedreigd voelen. Ze hebben niet of onvoldoende inzicht in de relatie tussen hun leefstijl en de eventuele consequenties hiervan voor hun
gezondheid. Het zich bewust worden van de effecten van leefstijl is
meer dan alleen inzicht krijgen in de relatie tussen leefstijl en de eventuele consequenties. Het gaat hier ook om een emotionele lading, vaak
in de vorm van een bedreiging, die al dan niet gevoeld wordt bij deze
consequenties. Als mensen dreiging gaan ervaren, komt er energie vrij

en ontwikkelen ze een (sterke) doelgerichtheid, zonder per se te weten hoe die praktisch ingevuld moet worden.

Het doel van deze kernvraag is mensen te ondersteunen bij het bereiken van een modus waarin ze zich ten volle bewust zijn van de mogelijke gevolgen. Dit niet op een afstandelijke en rationele manier, maar zodanig dat zij de (mogelijke) effecten echt op zichzelf betrekken. Dit kan leiden tot een gevoel van bedreiging, urgentie en energie om te willen veranderen, maar net zo goed tot de conclusie dat de bedreiging niet groot genoeg is om te veranderen. Wat de uitkomst ook is, beide conclusies zijn waardevol. Zij geven richting aan een volgende stap, ook als blijkt dat het voor cliënt en professional verstandiger is om verder geen energie meer te steken in een veranderproces. Dit vraagt van de leefstijlcoach een gedegen ondersteuning bij het zoeken naar bewustwording (zie ook hoofdstuk 4).

De eerste kernvraag lijkt in eerste instantie een soort van contradictie te bevatten. Want als iemand zich nog niet (voldoende) bewust is van gezondheidsrisico's, wat doet hij dan bij een hulpverlener? Toch weten wij dat deze situatie zich regelmatig voordoet bij de huisarts, fysiotherapeut of andere hulpverlener. Een grote groep mensen weet wellicht wel van de gevolgen van de huidige leefstijl, maar voelt zich daardoor nog onvoldoende bedreigd. Mensen die uit eigen beweging bij een professional aankloppen, komen geleidelijk tot inzicht en komen vervolgens tot een persoonlijke duiding ervan.

Er zijn echter ook mensen die dit (nog) niet doormaken. Zo kan iemand met een hoog cholesterolgehalte zich er totaal niet bewust van zijn dat dit op termijn ongunstige consequenties kan hebben voor de gezondheid en hoe dit vervolgens weer samenhangt met de leefstijl. Het is bijvoorbeeld de huisarts die naar aanleiding van bloedonderzoek voor het eerst feedback geeft en uitlegt dat een hoog cholesterolgehalte op termijn bedreigend is voor de gezondheid. Dit is typisch zo'n moment waarbij mensen niet automatisch denken dat er een (actueel) probleem is en ze niet of nauwelijks betrokken raken bij het probleem. De hulpverlener ervaart het veelal als een groter probleem dan de betrokkene. Bekend is bijvoorbeeld dat er een geringe therapietrouw is van patiënten in relatie tot cholesterolremmers. Het is de uitdaging voor de hulpverlener om een echt besef van persoonlijke gezondheidsrisico's te laten ontstaan, zodat de cliënt werkelijk betrokken raakt en verantwoordelijkheid neemt voor mogelijke oplossingen. Ook de fysiotherapeut kent de situatie waarbij een cliënt met een lange episode van nekpijn zelf helemaal geen verbanden legt met leefstijlelementen zoals bewegingsarmoede, roken of stress. En dat terwijl hij die verbanden - afhankelijk van het patroon dat wordt herkend - juist wél legt. In deze situatie kan een cliënt zich er voor het eerst bewust van worden dat die episoden van nekpijn misschien wel samenhangen met factoren zoals bewegingsarmoede en stress.

De vraag om geholpen te worden is dus vaak impliciet en wordt mogelijk expliciet op momenten dat er een eerste confrontatie met gezondheidsrisico's op basis van leefstijl plaatsvindt.

KERNVRAAG 2. WAT ZIJN VOOR MIJ PASSENDE KEUZES?

In de fase waar de tweede kernvraag centraal staat is er kennelijk het besef dat de leefstijl een (mogelijk) probleem vormt en voelen mensen voldoende urgentie en betrokkenheid om keuzes te maken. Het proces van kiezen lijkt in eerste instantie vrij eenvoudig. Is het voornaamste risico dat je te weinig beweegt, dan ga je toch meer bewegen? Hetzelfde kan natuurlijk gezegd worden over roken, ongezonde eetgewoonten, enzovoort.

Zo eenvoudig als dit lijkt, zo lastig echter blijkt het vaak te zijn in de praktijk. Er bestaat geen lineair verband waarbij het ongewenste gedrag eenvoudigweg omgepoold wordt en het probleem daarmee opgelost is. Het gaat er juist om dat werkelijk individueel passende keuzes worden gemaakt, die voortkomen uit de eigen motivatie. Daarnaast moeten de keuzes die mensen maken passen bij de omgeving waarin ze deze keuzes tot uitvoering moeten brengen. Dit kan ook betekenen dat mensen een andere omgeving moeten zoeken of de omgeving aanzienlijk moeten aanpassen, wil zich een optimale match tussen persoon en omgeving vormen.

Het onderzoeken, versterken en borgen van motivatie en het kiezen van een eigen passende oplossingsrichting staan nu centraal. Deze manier van werken vind je overigens ook steeds vaker terug in de uitgangspunten voor communicatie in de hulpverlening, zoals bij 'motivational interviewing' en 'shared decision making'.

KERNVRAAG 3. HOE KAN IK MIJN KEUZE(S) OMZETTEN IN GEDRAG?

In de fase waar de derde kernvraag speelt hebben mensen een krachtige intentie tot veranderen, hebben ze nagedacht over oplossingsrichtingen en daardoor energie om hun gedrag te veranderen. Ook nu kun je denken dat er weinig meer mis kan gaan, maar de werkelijkheid is weerbarstig. Nieuw gedrag vraagt ook om nieuwe vaardigheden, barrières doemen op en de balans tussen persoon en omgeving wordt in eerste instantie verstoord. Mensen hebben klaarblijkelijk ondersteuning nodig bij het omzetten van de plannen in concreet gedrag. Oude routines worden losgelaten, nieuwe worden ingepast. Gewenste effecten laten vaak enige tijd op zich wachten en ongewenste effecten doemen op.

Dit alles vraagt om vaardigheden om het gewenste gedrag uit te voeren, zowel in technische als in motivationele zin. Dit vraagt om persoonlijke motivatie, rolmodellen, sociale steun, zelfbeheersing, (fase)doelen, actieplannen, het ontwikkelen van nieuwe vaardigheden, het slechten of omzeilen van barrières, evaluatie van effecten en het daadwerkelijk plannen van een nieuwe routine.

KERNVRAAG 4. HOE KAN IK DUURZAAM VERANDEREN?
Veel mensen zijn bekend met het zogenoemde jojo-effect: een gedragsverandering wordt ingezet en leidt ook tot resultaten, maar toch lukt het niet het nieuwe gedrag vol te houden. Het zou mooi zijn als iedere verandering van leefroutine ook zou leiden tot een nieuwe routine en een andere identiteit. Zo zal een roker in eerste instantie vooral een roker zijn die niet meer rookt. Maar mogelijk komt er een moment waarop hij zichzelf gaat definiëren als niet-roker. Vanaf dit moment kost het geen moeite meer om niet te roken en heeft er borging plaatsgevonden.

Het omzetten van een oude routine in een nieuwe, de bekrachtigen van die nieuwe routine, het beheersen van stimuli, het veranderen van zowel de persoonlijke als de sociale identiteit en het ontstaan van een nieuwe balans in de 'fit' tussen persoon en omgeving staan bij deze kernvraag centraal.

2.3 Verandercyclus

Veranderen is een cyclisch proces. Mensen kunnen op enig moment opnieuw stilstaan bij een kernvraag, ook al hebben ze deze in het verleden reeds beantwoord. Daarnaast kunnen mensen tegelijkertijd met verschillende kernvragen worstelen. Dit kan ertoe leiden dat zij niet stilstaan bij de eerste vragen, bijvoorbeeld omdat ze bij het beantwoorden van de hoe-vraag al zo veel obstakels zien, dat ze er niet eens aan beginnen. Het is daarom van belang dat mensen bij het veranderen van hun gedrag ook ondersteund worden bij de kernvragen die op dat moment als urgent gezien worden, ook al past dat misschien niet in de volgorde van de beschreven methodiek. Deze methodiek is geen doel op zich, maar een middel voor de leefstijlcoach om systematisch relevante thema's en stappen te doorlopen en hierop te kunnen reflecteren en reageren. Het moet geen dictaat worden dat ten koste gaat van de vraag naar ondersteuning die de cliënt formuleert. Wel moet erbij stilgestaan worden dat wanneer mensen vragen overslaan, de kans op terugval groter is.

Samenvatting

» Er bestaat geen 'quick fix' voor leefstijlproblematiek. De werkelijkheid van leefstijlverandering is zo complex dat een eclectische werkwijze, geborgd in de praktijk van alledag, wetenschappelijk onderzoek en gezond verstand een passende keuze is om te komen tot een methodiek.

» In het KLG-model draait het om vier kernvragen:
    1 Loop ik (extra) risico's vanwege mijn leefstijl?
    2 Wat zijn voor mij passende keuzes?
    3 Hoe kan ik mijn keuze(s) omzetten in gedrag?
    4 Hoe kan ik duurzaam veranderen?

» Mensen hebben vaak ondersteuning nodig om zich bewust te worden van de persoonlijke risico's die verbonden zijn aan hun leefstijl. Passende keuzes hangen samen met individuele eigenschappen en de omgeving en niet alleen met de aard van de ongezonde routines.

» Kiezen voor gedragsverandering is geen garantie voor daadwerkelijke verandering. Het omzetten van keuzes in gedrag is complex en wordt door vele factoren bepaald. Duurzame gedragsverandering hangt samen met nieuwe routine, een veranderde relatie met de omgeving en misschien zelfs een verandering van identiteit.

» Een verandercyclus kent een logische volgorde. Soms spelen voor mensen vragen uit verschillende fasen tegelijkertijd een rol. De persoonlijke vraagstelling van de cliënt is bepalend voor de vragen die in het proces van begeleiden centraal staan. De leefstijlcoach moet erop toezien dat relevante thema's niet onbesproken blijven.

3 Screening en indicatiestelling

3.1 Inleiding

Voorafgaand aan een leefstijlcoaching dient een degelijke oriëntatie plaats te vinden op de feitelijke leefstijl en/of gezondheid van de cliënt. Concrete aanwijzingen dat er sprake is van een verhoogd risico en de wil en mogelijkheden tot veranderen staan in deze screening centraal. Er worden op dit moment veel initiatieven ontwikkeld om mensen al vroeg op (potentiële) aandoeningen of ziekten te screenen en van leefstijladviezen te voorzien. Het preventieconsult, uitgevoerd door de huisarts of bedrijfsarts, is hiervan een voorbeeld (een pilot van het NIVEL en het LUMC). Indien je wilt screenen op een ongezonde leefstijl en aanwijzingen voor gezondheidsrisico's, is het zinvol om een duidelijk onderscheid te maken tussen feitelijke leefstijl, lichamelijke kenmerken, stressgerelateerde kenmerken en relevante competenties voor het voeren van de regie over de eigen gezondheid.
In dit hoofdstuk bespreken we achtereenvolgens het doel van screening, factoren waarop je kunt screenen en (waar mogelijk) de bijbehorende normen.

3.2 Doel van screening

Voor sommige mensen is leefstijlcoaching niet zinvol of alleen zinvol in combinatie met andere begeleiding. De screening is er daarom op gericht subgroepen te identificeren waarmee een voorspelling gedaan kan worden over de effectiviteit en noodzaak van leefstijlcoaching (zie tabel 3.1).

3.3 Leefstijl

De manier waarop mensen leven is goed te meten: of iemand rookt, voldoende beweegt, verantwoord eet en in staat is zijn stress te managen, is redelijk tot goed kwantificeerbaar. Bij het screenen op leefstijl

Tabel 3.1	Subgroepen voor de indicatie leefstijlcoaching.
Indicatie	Geen andere ondersteunende trajecten nodig
Indicatie, in combinatie met (para)medicus	Ziekten en aandoeningen
Indicatie, in combinatie met psycholoog of psycho-therapeut	.Depressie, angststoornissen, eetstoornissen, een groot tekort aan sociale vaardigheden, chronische stress, vermoeidheid of burn-out
Indicatie, in combinatie met coach	Tekort aan sociale vaardigheden of chronische stress, vermoeidheid of burn-out
Indicatie, in combinatie met maatschappelijk werk	Sterk remmende sociale omgeving, gecombineerd met geringe sociale vaardigheden
Geen indicatie	Ernstige medische (multipele) ziekten of aandoeningen
	Psychologische stoornissen waardoor mensen geen persoonlijke verantwoordelijkheid kunnen nemen
	Er is geen sprake van een ongezonde leefstijl

is het van belang om uit te gaan van een aantal geaccepteerde normen. Veel van deze normen zijn goed gedocumenteerd en worden, naarmate de tijd verstrijkt, steeds stabieler. Vrijwel alle normen gaan uit van een bepaald risico dat vastzit aan de specifieke manier van leven. Een voorbeeld van zo'n meting is de BRAVO Lifestyle Check, waarmee bewegen, roken, alcoholgebruik, voeding en ontspanning gemeten worden.

BEWEGEN
De Nederlandse Norm Gezond Bewegen (NNGB) normeert de gewenste hoeveelheid lichaamsbeweging vanuit gezondheidskundig oogpunt. Om een goede gezondheid te behouden, is het gewenst ten minste vijf dagen per week dertig minuten matig intensieve lichaamsbeweging te hebben. Dat wil zeggen: zodanig fietsen dat de ademhaling en hartslag toenemen. Voor kinderen en mensen met overgewicht is dit minstens zestig minuten.
De Fitnorm normeert de gewenste hoeveelheid lichaamsbeweging die nodig is voor een goede conditie van het hart- en vaatstelsel. Om dit stelsel in een goede conditie te krijgen, is driemaal per week ten minste twintig minuten intensieve lichaamsbeweging nodig, zoals sporten.
Iemand voldoet aan de zogenoemde Combinorm als hij minimaal één van deze normen haalt.

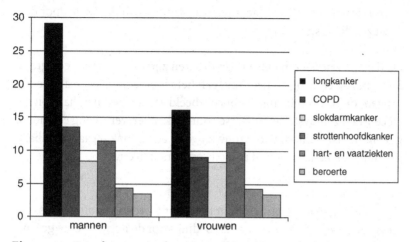

Figuur 3.1 Extra kans op aandoeningen als gevolg van roken.

ROKEN

Voor roken geldt dat er over het algemeen onderscheid wordt gemaakt
tussen roken, meeroken en niet roken. In 2010 rookte 28 procent van
de mannen en 26 procent van de vrouwen. Per jaar overlijden ongeveer 20.000 mensen ten gevolge van roken; dat is overigens meer dan
door alcohol, het verkeer, AIDS, geweld en illegale drugs bij elkaar.
Wereldwijd sterven er elke dag 24 jumbojets vol mensen ten gevolge
van roken. Dat zijn er dus iets meer dan 12.500 (!) per dag. De kans op
bepaalde aandoeningen en ziekten neemt toe wanneer mensen roken
in vergelijking met mensen die niet roken (zie figuur 3.1). Rokers overlijden gemiddeld veertien jaar eerder dan niet-rokers.
Voor longkanker geldt dat het risico op longkanker dertig keer groter
is als je rookt dan wanneer je dat nalaat. De risico's voor mensen die
meeroken is ongeveer een factor 10 lager. Je kunt dus eenvoudigweg
op basis van deze gegevens al stellen dat de gezonde norm hier 'niet
roken' is.

ALCOHOL

Voor alcohol geldt in principe dat niet drinken altijd beter voor de gezondheid is dan wel drinken. Voor de volgende normen (aanvaardbaar
gebruik) geldt dat het risico op negatieve gezondheidseffecten beperkt
is:
– voor gezonde vrouwen vanaf achttien jaar is aanvaardbaar: niet
   meer dan één glas alcohol (10 gram) per dag;
– voor gezonde mannen vanaf achttien jaar is aanvaardbaar: niet meer
   dan twee glazen alcohol (20 gram) per dag;

– voor jongeren onder de achttien jaar wordt alcoholgebruik door de
Gezondheidsraad ontraden.

De risico's wanneer mensen meer drinken zijn onder andere een grotere kans op een hoge bloeddruk, een hersenbloeding, leveraandoe-
ningen, orgaanbeschadiging (bijvoorbeeld van alvleesklier, hartspier
en centraal zenuwstelsel), diverse soorten kanker, verslaving en andere
gezondheidsklachten. Voor vrouwen geldt dat er, ook bij aanvaardbaar
gebruik, een licht verhoogd risico is op borstkanker.

VOEDING

Voor voeding geldt in principe dat te veel of te weinig nooit goed is.
Het voert te ver om hier voor elke voedingsstof de norm weer te geven;
wel zijn er enkele algemene aanbevelingen te noemen:
– Gebruik dagelijks 150 tot 200 gram groente en 200 gram fruit.
– Voor mannen geldt een gemiddelde inname van 2.500 kilocalorie,
  voor vrouwen 2.000 kilocalorie. De inname is sterk afhankelijk van
  leeftijd en activiteitenniveau.
– Gebruik voeding met dagelijks 30 tot 40 gram vezels, vooral afkomstig van groente, fruit en volkoren graanproducten.
– Gebruik per week twee porties vis (van elk 100 tot 150 gram), waarvan ten minste een portie vette vis.
– Beperk het gebruik van verzadigde vetzuren tot minder dan 10 energieprocent en van enkelvoudig transonverzadigde vetzuren tot minder dan 1 energieprocent.
– Beperk het gebruik van voedingsmiddelen en dranken met gemakkelijk vergistbare suikers en dranken met een hoog gehalte aan voe-
  dingszuren tot zeven eet/drinkmomenten per dag (inclusief hoofd-
  maaltijden).
– Beperk de inname van keukenzout tot maximaal 6 gram per dag.

ONTSPANNING EN RUST

Voor ontspanning geldt dat dit van mens tot mens sterk verschilt. Over
het algemeen wordt aangenomen dat mensen minimaal vier tot vijf uur
slaap nodig hebben. Figuur 3.2 geeft een overzicht van het gemiddeld
aantal uren dat mensen slapen. Bij slapen speelt overigens niet alleen
de duur, maar ook de kwaliteit van de slaap een rol.
Een gebrek aan voldoende rust heeft zowel lichamelijke als mentale
gevolgen, in het bijzonder voor de mate van aanpassing. Mensen passen zich minder snel aan (of herstellen zich minder snel) na fysieke
of mentale inspanning. Daardoor zijn mensen zowel in fysieke als
mentale zin minder flexibel en trainbaar. Dit heeft over het algemeen

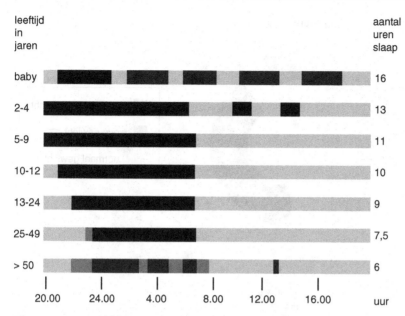

Figuur 3.2 Gemiddeld aantal uren slaap per etmaal bij verschillende leeftijden. De donkere hokjes geven slaap aan, de lichte wakker zijn.

negatieve gevolgen voor de succeskans van een (leefstijl)verandering. Een goede indicatie of iemand voldoende rust, is of hij uitgerust wakker wordt en zich overdag energiek voelt.

3.4 Lichamelijke kenmerken

Naast gedrag is het natuurlijk relevant om metingen te verrichten gericht op lichamelijke indicatoren voor actuele of toekomstige bedreigingen voor de gezondheid. Kenmerken die veelal betrokken worden bij deze beoordeling zijn bloedwaarden (zoals HbA1c, glucosespiegel, HDL- en LDL-cholesterol), lichaamssamenstelling (heup-buikverhouding, Body Mass Index, vetpercentage), lichamelijke (in)activiteit en loopsnelheid. Het in kaart brengen van deze kenmerken en het terugkoppelen ervan naar de cliënt zijn vaak het startpunt van een toegenomen bewustwording van actuele effecten van de individuele leefstijl.

OVERGEWICHT
In 2007 had 45 procent van de Nederlandse bevolking van twintig jaar en ouder matig dan wel ernstig overgewicht: 51 procent van de mannen en 40 procent van de vrouwen. Van de mannen had 10 procent ernstig overgewicht (obesitas) en 41 procent matig overgewicht. Van

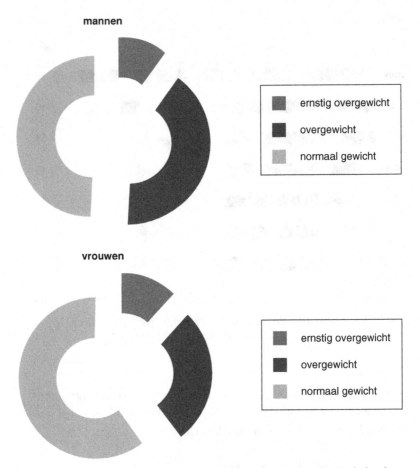

Figuur 3.3 *Verdeling (over)gewicht voor mannen en vrouwen in Nederland.*

de vrouwen had 12 procent ernstig overgewicht en 28 procent matig overgewicht.

Mensen hebben overgewicht als ze een BMI hebben van 25 of meer. Men berekent de BMI door het gewicht te delen door de lengte in het kwadraat. Voor de BMI gelden de waarden die weergegeven worden in tabel 3.2.

Een andere maat voor de kans op gezondheidsproblemen is de buik-omvang, die het gevolg is van vetophoping in de buik. Bij een buik-omvang van ≥ 88 cm bij vrouwen of ≥ 102 cm bij mannen is er sprake van obesitas.

Gerelateerd aan de buikomvang is de heup-buikverhouding. Deze verhouding zegt iets over de risico's op gezondheidsproblemen ten gevolge van vetophoping in de buik en wordt als een betere voorspeller gezien voor risico dan de BMI. De heup-buikverhouding wordt bere-

Tabel 3.2	Normen BMI.
< 17,5	ernstig ondergewicht
17,5-18,5	matig ondergewicht
< 18,5	ondergewicht
18,5-25	gezond gewicht
≥ 25	overgewicht
25-30	matig overgewicht
≥ 30	ernstig overgewicht (obesitas)

Tabel 3.3	Risico gerelateerd aan de heup-buikverhouding.				
	Leeftijd	Laag risico	Matig risico	Hoog risico	Zeer hoog risico
Mannen	0-29	< 0,83	0,83-0,88	0,89-0,94	> 0,94
	30-39	< 0,84	0,84-0,91	0,92-0,96	> 0,96
	40-49	< 0,88	0,88-0,95	0,96-1,00	> 1,00
	50-59	< 0,90	0,90-0,96	0,97-1,02	> 1,02
	60-150	< 0,91	0,91-0,98	0,99-1,03	> 1,03
Vrouwen	0-29	< 0,71	0,71-0,77	0,78-0,82	> 0,82
	30-39	< 0,72	0,72-0,78	0,79-0,84	> 0,84
	40-49	< 0,73	0,73-0,79	0,80-0,87	> 0,87
	50-59	< 0,74	0,74-0,81	0,82-0,88	> 0,88
	60-150	< 0,76	0,76-0,83	0,84-0,90	> 0,90

kend door de buikomtrek (gemeten ter hoogte van het meest smalle punt van de buik) te delen door de heupomtrek (gemeten ter hoogte van het meest brede punt van de heupen).
Een aantal ziekten en aandoeningen hangt sterk samen met overgewicht en dan vooral met ernstig overgewicht. Ook draagt overgewicht bij aan een verminderde vitaliteit, waardoor mensen vaker ziek zijn, verzuimen van het werk en moeilijker kunnen bewegen. Artrose en rugklachten zijn belangrijke gevolgen die een grote invloed hebben op de gezondheid.
In Nederland zijn er jaarlijks circa veertigduizend gevallen van hart- en vaatziekten, type-II-diabetes (suikerziekte) en kanker. Circa zevenduizend sterfgevallen zijn toe te schrijven aan overgewicht. Mensen leven niet alleen korter met overgewicht, maar zijn ook vaker en langer ziek.

De kansen op gezondheidsproblemen zijn daarmee vergelijkbaar met roken.

Tabel 3.4   Gezondheidsrisico's door overgewicht.
Hart- en vaatziekten
Suikerziekte
Beroerte (CVA of TIA)
Botontkalking
Dikkedarmkanker
Borstkanker
Verhoogde bloeddruk
Te hoog vetpercentage
Valincidenten (bij ouderen)
Depressie

SUIKERWAARDEN

Om diabetes te onderzoeken kan ofwel de glucosewaarde, ofwel de HbA1c-spiegel worden bepaald. De laatste methode geeft een betrouwbaarder beeld, omdat deze minder fluctueert over de tijd en zo een beter beeld geeft van het gemiddelde. De HbA1c kan vooralsnog alleen via bloedonderzoek bij een arts plaatsvinden. De glucosewaarde is eenvoudig te meten door de leefstijlcoach of de patiënt zelf. Van belang voor het bepalen van de glucosespiegel zijn de waarden in tabel 3.5.

Tabel 3.5 Risico op basis van glucosewaarde.	Nuchter	Niet nuchter
Normaal	< 5,7	< 7,9
Riskant	5,7-6,0	7,9-11
Type-II-diabetes (hoogstwaarschijnlijk)	> 6,0	> 11

CHOLESTEROL

Voor cholesterol geldt een aantal waarden die van belang kunnen zijn bij het bepalen van de kans op gezondheidsproblemen: totaal cholesterol, LDL-cholesterol, HDL-cholesterol en triglyceridegehalte. Voor deze waarden gelden grofweg de normen die zijn weergegeven in tabel 3.6.
Een arts kan aan de hand van deze cijfers ook een cholesterolratio berekenen. Dit is een betere voorspeller voor hart- en vaatziekten dan het totaal cholesterol.

Tabel 3.6 Risico op basis van cholesterolwaarde.				
	Totaal cho-lesterol	LDL-choles-terol	HDL-choles-terol	Triglyceridege-halte
Ideaal	< 5,0	< 2,5	> 1,5	< 1,7
		< 1,8 (voor mensen met een - veel - groter risico op hart- en vaatziekten)		
Licht ver-hoogd	5,0-6,4	2,5-3,3	1,3-1,5	1,7-2,2
Verhoogd	6,5-7,9	3,3-4,9	< 1,0 (man-nen)	2,3-5,6
			< 1,3 (vrou-wen)	
Sterk ver-hoogd	> 8,0	> 4,9		> 5,6

LOOPSNELHEID

Voor ouderen lijkt de loopsnelheid, naast leeftijd en geslacht, een belangrijke voorspeller te zijn voor de levensverwachting. Ouderen die
sneller lopen dan 0,8 m/s, leven significant langer dan mensen die
langzamer lopen.

3.5 Stress

Chronische stress is een element van de leefstijl dat steeds vaker met
gezondheid in verband gebracht wordt. Er zijn duidelijke aanwijzingen
voor een relatie tussen chronische stress en het ontstaan van aandoeningen en ziekten. Daarnaast is er een verhoogde kans op psychisch
lijden en raakt het mensen in hun aanpassingsvermogen. De inventarisatie van stressgerelateerde verschijnselen valt onder te verdelen in
lichamelijke, mentale, emotionele en gedragsmatige verschijnselen.
Verhoogde scores op de aanwezigheid van deze verschijnselen kunnen, net als roken of te weinig bewegen, gezien worden als een risico-
verhogend element van leefstijl.
Met name vanuit het perspectief van arbeid en gezondheid is er vrij
veel onderzoek gedaan naar de effecten van werkstress op verzuim.
Volgens ArboNed is er bij 25 procent van het verzuim dat langer dan
zeven dagen duurt een psychische oorzaak aan te wijzen. Het is echter
lastig om stressgerelateerd verzuim in harde cijfers uit te drukken.

Stress is immers een breed begrip, waaronder vaak ook burn-out, overspannenheid en depressie wordt verstaan. Bovendien is er geen landelijke registratie van stressgerelateerd verzuim. Het American Institute of Stress heeft berekend dat stress in de Verenigde Staten een doorslaggevende rol speelt bij 40 procent van het arbeidsverzuim. Onderzoek van TNO wijst uit dat een op de zeven WAO'ers door stress op het werk arbeidsongeschikt is geworden. De totale kosten van stress, voor ondernemers en overheid, schat TNO op vier miljard euro per jaar.

Behalve met arbeid en gezondheid wordt stress ook vaak in verband gebracht met cardiovasculaire risico's. Een veelheid aan onderzoek toont aan dat een combinatie van stressoren, stress en persoonlijkheidskenmerken een rol spelen bij het ontstaan van tal van cardiovasculaire aandoeningen. Het is echter lastig om specifieke normen voor stress te benoemen vanwege de diversiteit in reacties op stress. Voorbeelden van vragenlijsten waarmee stressgerelateerde verschijnselen in kaart gebracht kunnen worden, zijn de Depression Anxiety Stress Scales (DASS 21; Lovibond & Lovibond, 1995) en de Vierdimensionale Klachtenlijst (4DKL; Terluin, 1998).

3.6   Verandercompetenties

Zoals eerder is aangegeven gaan we ervan uit dat mensen over bepaalde vaardigheden moeten beschikken om succesvol te kunnen veranderen. Deze relevante competenties kunnen onder andere met de Utrechtse Proactieve Coping Competentie lijst (UPCC; Boode, 2008) gemeten worden. Deze competenties refereren vooral aan de competenties die nodig zijn om proactief te reageren op een dreiging (zoals een grote kans op een ziekte of aandoening). Naast deze proactieve coping speelt uiteraard ook reactieve coping een rol bij het voeren van regie over de eigen gezondheid (zie ook hoofdstuk 5). Indien er uit de screening sterke aanwijzingen naar voren komen dat mensen nauwelijks in staat zijn zelf de regie te voeren wat betreft hun gezondheid, is dat een belangrijk aandachtspunt voor de verdere leefstijlcoaching.

Samenvatting
» Screening is een voorwaarde om te komen tot een indicatiestelling voor leefstijlcoaching. Screening is gericht op leefstijl, lichamelijke toestand, stressgerelateerde verschijnselen en verandervaardigheden. Ook de uitkomst dat iemand (nog) niet geïndiceerd is voor leefstijlcoaching, is van grote waarde.

» Screening draagt bij aan het samenwerken met relevante andere hulpverleners en vindt zo mogelijk plaats op basis van generieke normen, zoals de Beweegnorm of normen voor fysiologische effectmaten.

Deel II Werken met het KLG-model

Kernvraag 1: loop ik (extra) risico's vanwege mijn leefstijl?

4.1 Inleiding

Elke hulpverlener zal zich wel eens afgevraagd hebben waarom cliënten volharden in risicovol en soms zelfs ronduit gezondheidsbelemmerend gedrag, terwijl hij er alles aan doet om de 'juiste' informatie te verschaffen. Er kunnen tal van redenen zijn waarom mensen volharden in een ongezonde leefstijl. Soms weten mensen eenvoudigweg niet dat ze risico lopen. Lichamelijke verschijnselen zoals een verhoogde cholesterolwaarde, een wat hoge bloeddruk en spierspanning worden vaak niet waargenomen en maken het dus ook lastig voor mensen om erop te reageren. Daarnaast zijn er mensen die al langere tijd aan den lijve ondervinden dat hun gezondheid achteruitgaat, maar zich toch onvoldoende realiseren dat dit concrete gezondheidsrisico's met zich meebrengt. Ook zijn mensen lang niet altijd bekend met de normen voor gezond gedrag (bijvoorbeeld wat betreft voeding en beweging), waardoor ze eventuele gezondheidsproblemen ook niet in verband brengen met hun gedrag. Dit kan een oorzaak zijn dat mensen geen motivatie voelen om hun gedrag te veranderen.
In dit hoofdstuk bespreken we een aantal belangrijke factoren die inzicht geven in redenen waarom mensen soms volharden in ongezond gedrag, terwijl hun omgeving dit niet begrijpt. In de eerste fase van onze methodiek staat daarom de volgende kernvraag centraal: loop ik (extra) risico's vanwege mijn leefstijl? In dit hoofdstuk doen we een voorstel voor een methodische benadering van deze kernvraag, aan de hand van een aantal subvragen, casuïstiek, relevante thema's, mogelijke interventies en meetinstrumenten.

4.2 Casus

RISICOPROFIEL TYPE-II-DIABETES
Janet (52) heeft zojuist een bezoek aan haar huisarts achter de rug, vanwege de pijn die ze al enige tijd voelt in beide knieën. Als ze lang

staat of moet traplopen, krijgt ze pijn in haar knieën. Soms is het zelfs zo erg, dat haar knieën aan het einde van de dag dikker dan normaal zijn. Ook voelt ze dat het opstarten 's morgens vroeg lastiger wordt; ze ervaart een gevoel van stijfheid dat soms pas aan het eind van de ochtend verdwenen is.

Na een kort onderzoek vertelt de huisarts dat er wat aanwijzingen zijn voor matige slijtage aan beide knieën. Volgens de huisarts speelt overgewicht - Janet weegt 92 kilo bij een lengte van 1,72 meter - hier mogelijk een belangrijke rol. De huisarts doet voorts een kort onderzoek naar haar Body Mass Index (BMI), bloedsuiker en bloeddruk. Hoewel dit een verrassing is voor Janet, vindt ze het toch fijn dat de dokter ook even wat onderzoekjes deed naar haar algemene gezondheid. De resultaten brengen haar echter wel in verwarring. Volgens de huisarts heeft ze een grotere kans op suikerziekte en is het van belang dat ze anders gaat eten en meer gaat bewegen. Ook de knieklachten worden dan waarschijnlijk een stuk minder.

'Da's toch raar', zegt ze thuis tegen haar man Henk, 'je gaat vanwege pijn in je knieën naar de dokter en voor je het weet krijg je te horen dat je misschien suikerziekte krijgt als je niet snel anders gaat eten en bewegen.'

LEVENSKWALITEIT EN VERANDERMOTIEVEN

Het is zaterdagmiddag en het zonnetje schijnt. Alle kinderen zijn gezellig op bezoek en de barbecue is net aangestoken. Zo eens in de twee tot drie weken komt het hele gezin bij elkaar om bij te kletsen en een hapje te eten. Met mooi weer betekent dit steevast dat Henk de barbecue aansteekt en er heel wat spareribs doorheen gaan. Iedereen eet dan lekker zijn buikje rond en vervolgens gaan de kinderen dan meestal nog even langs de ijssalon. Op dit soort dagen prijst Janet zich gelukkig: iedereen weer gezellig over de vloer, lekker bijkletsen en gewoon lekker eten.

Janet is zelf afkomstig uit een gezin met vijf kinderen; zij is de oudste. Het gezin had het niet breed, maar toch was het vaak de zoete inval voor vrienden en familie. Gezelligheid was een centrale waarde in het gezin Hendricks. Vader had een klein schildersbedrijf en moeder hield thuis het gezin draaiende. Denkend aan haar jeugd komen woorden zoals gezelligheid, warmte en zorg bij Janet naar boven. Haar moeder, de spil van het gezin, is altijd een belangrijk voorbeeld voor Janet geweest. Toen zij op slechts 66-jarige leeftijd aan een hartstilstand overleed, duurde het lang voor Janet weer een beetje haar draai had gevonden.

Na het bezoek aan de huisarts maakt Janet zich eigenlijk voor het eerst van haar leven een beetje zorgen over haar gezondheid. Moet ze nu werkelijk haar manier van leven veranderen? De huisarts adviseert een afspraak met de praktijkondersteuner te maken, om hier eens verder over door te praten.

LEEFGEWOONTEN

Sinds jaar en dag ziet het leefritme van Janet er hetzelfde uit. Twee-maal per week gaat ze samen met haar schoondochter naar de markt, waarna ze samen de rest van de boodschappen doen. Ontspanning zoekt Janet in diverse zaken: ze leest graag, naait zelf een deel van haar kleding en ze legt een paar keer per week een kaartje. Sinds het rook-verbod in hun stamcafé is dat meestal bij een van haar vriendinnen. Janet is een matige roker, maar haar vriendinnen roken stevig door en kunnen geen twee uur zonder sigaret.

Over het algemeen heeft Janet de indruk dat ze wel in balans is. Tot nu toe stond ze nog niet echt stil bij haar leefstijl. Sporten doet ze niet en ze neemt alleen de fiets als het heel mooi weer is. Als de huisarts haar niet had aangesproken, zou ze zeker geen verandering van leefstijl hebben overwogen. Janet weet eigenlijk ook niet precies wat gezond eten inhoudt. Ze eet toch regelmatig groenten? En verder is er altijd wel fruit in huis. Ook vraagt ze zich af wat voldoende en verantwoord bewegen inhoudt.

OMGEVING

Als ze haar vriendinnen vertelt dat ze overweegt lid te worden van een sportschool, moeten zij vreselijk lachen: 'Ik zie je al staan in zo'n strak pakje! Waar begin je toch aan?' Henk reageert echter heel positief. Hij ziet zichzelf als een echte sportman en gaat er prat op dat hij nog steeds regelmatig voetbalt. In tegenstelling tot Janet heeft hij geen overgewicht. Hij vindt het een prima idee dat Janet meer gaat bewegen, maar ziet ook wel in dat dit geen eenvoudige opgave zal worden, want zijn vrouw sportte nooit eerder. Zo komt hij op het idee sportief te gaan wandelen.

AFFINITEIT MET SPORTIEF BEWEGEN

Na de gesprekken merkt Janet dat ze inwendig hartelijk heeft mee gelachen bij het beeld van zichzelf, sportend in een strak pakje. Dat is toch geen gezicht, denkt ze. En al helemaal niet tussen al die strakke jonge meiden in de sportschool. Mij niet gezien! Janet heeft sowieso geen affiniteit met sporten. Op school sloeg ze de gymnastiekles meestal met een smoesje over. Ze vindt het soms leuk om mee te gaan naar een voetbalwedstrijd van Henk, maar daar blijft het wel zo'n beetje bij.

Toch hebben de woorden van de huisarts wel iets met haar gedaan. Ze heeft tenslotte echt last van haar knieën. Misschien is dat idee van Henk zo gek nog niet: aansluiting zoeken bij een wandelclubje. Is misschien nog wel gezellig ook. Haar zus doet driemaal per week aan 'nordic walking'; misschien moet ze haar eens vragen hoe dat bevalt. Maar tegelijkertijd vraagt zij zich af of deze activiteit, met dit knieprobleem, wel een verstandige keuze is.

ZORGEN OVER ARTROSE EN EEN LEVEN MET DIABETES
Sinds enige tijd denkt Janet na over de woorden van haar huisarts: 'Je moet toch eens anders gaan eten en meer gaan bewegen.' Ze piekert soms over haar gezondheid en voelt zich daarbij wat ongemakkelijk. Een aantal gedachten komt daarbij steeds terug. Valt er aan die knieën nog wel iets te doen? En, als ik meer wil bewegen, gaat dat wel samen met artrose? Komen die knieklachten echt door mijn overgewicht? En over de suikerziekte: dat is toch wel een ernstige ziekte. Wat staat me precies te wachten als dat verkeerd afloopt?

Naar aanleiding van deze zorgen besluit Janet haar huisarts opnieuw te bezoeken. Dat gesprek valt haar tegen: het is die dag erg druk in de praktijk en de dokter lijkt er niet helemaal met zijn gedachten bij te zijn. Wel krijgt ze informatiefolders mee en een verwijzing naar een leefstijlcoach, om eens verder te praten over haar situatie.

Dit soort situaties is aan de orde van de dag in de huisartsenpraktijk, maar ook in de dagelijkse praktijk van andere hulpverleners. Een cliënt wordt (onverwacht) geconfronteerd met een verband tussen een (dreigend) gezondheidsprobleem en de eigen leefstijl, en brengt hem bij de kernvraag: loop ik (extra) risico's vanwege mijn leefstijl?

4.3   Doel van deze fase

De essentie van deze fase ligt, net als bij Janet, in het inzicht dat mensen krijgen in de relatie tussen leefstijl en gezondheidsrisico's en de persoonlijke duiding van deze inzichten. Veelal wordt met informatie geprobeerd mensen zich bewust te laten worden van de risico's van een ongezonde leefstijl. Informatievoorziening leidt bij veel mensen echter niet automatisch tot het leggen van de juiste verbanden en/of een persoonlijke duiding van deze verbanden. De uitdaging in deze fase is mensen systematisch te ondersteunen bij het vergaren van relevante kennis, het leggen van de juiste verbanden en de vertaling hier-

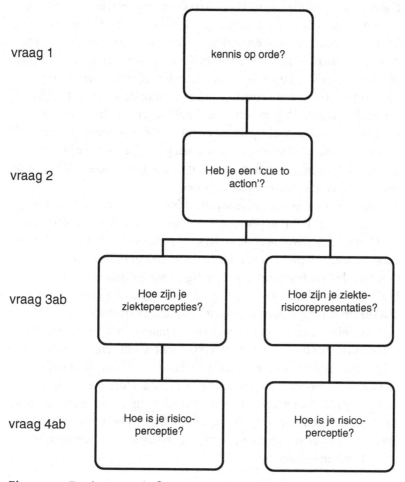

Figuur 4.1 De vier vragen in fase 1.

van naar persoonlijke betekenis en duiding van hun situatie. De vier vragen in figuur 4.1 zijn richtinggevend in dit proces.

INZICHT
Informatie heeft geen waarde als het niet leidt tot inzicht in de persoonlijke consequenties en betekenis. Wat moet je met een cijfer zoals 7,6 wanneer het gaat om de bloedsuikerspiegel en je niet weet wat het betekent? Een voorwaarde om tot inzicht te komen is de vaardigheid om verschillende soorten informatie aan elkaar te koppelen en verbanden te benoemen. Hoe complexer de situatie, des te moeilijker dit wordt. Deze onderlinge verbanden worden als oorzaak en gevolg benoemd (vuistregels of heuristieken).

Eigen ervaring of die van mensen in de omgeving maakt het makkelijker om zulke verbanden te leggen. Mensen plaatsen informatie in hun bestaande 'voorraad' van ervaringen en leggen vervolgens verbanden. Zo kunnen mensen zelfs ogenschijnlijk duidelijke (wetenschappelijke) verbanden zoals de lagere levensverwachting bij veel roken naast zich neerleggen, wanneer de ervaring anders leert of de logica ontbreekt. Uitspraken zoals: 'Mijn grootvader, die altijd een voorbeeld voor mij is geweest, rookt al heel zijn leven en hij wordt deze zomer 96 jaar', zijn in dit verband interessant. Misschien gaat iemand daardoor wel denken dat roken, aangezien het zijn grootvader ook nauwelijks lijkt te deren, misschien niet voor iedereen slecht is.

Het kost weinig moeite om deze verbanden de vorm van 'als ..., dan ...' en 'waar en niet waar' te geven. Als ik mijn hand in het vuur steek (A) doet het zeer (B). Wanneer de verbanden complexer worden en de nuance toeneemt, wordt het veel lastiger om inzicht te verkrijgen. Zeker wanneer de berichtgeving tegenstrijdig is, zoals bij de relatie tussen koffie en gezondheid: koffie zou gezond of ongezond kunnen zijn bij een specifiek profiel of in combinatie met andere factoren, maar deze worden zelden genoemd. In het geval van Janet speelt onder meer dat type-II-diabetes niet alleen door overgewicht wordt veroorzaakt.

Bij een veelheid aan factoren wordt het bovendien lastiger om deze factoren af te wegen. Een genetische factor zoals 'diabetes zit in de familie' wordt door veel mensen van hetzelfde 'gewicht' gezien als het jarenlang hebben van overgewicht. Het is daarom belangrijk om niet alleen verbanden te leggen, maar ook de 'zwaarte' van deze verschillende factoren te duiden.

PERSOONLIJKE BETEKENIS VAN VERBANDEN

De emotionele lading die een verband krijgt, wordt bepaald door de persoonlijke betekenis die iemand eraan geeft. In dit proces is het vooral het uiteindelijke gevolg (positief, neutraal of negatief) dat voor de interpretatie zorgt. Afhankelijk van het beeld dat mensen hebben van dit gevolg, leidt dit tot een gevoel van plus, neutraal of niet pluis. Hoe mensen iets emotioneel duiden, hangt voor een groot deel af van eerdere ervaringen en de persoonlijkheid van de cliënt. Om mensen uit ongezonde routines te krijgen is het daarom van groot belang dat er niet alleen een verstandelijke betekenis aan de situatie wordt gegeven, maar ook een emotionele. Vooral als het waargenomen gezondheidsrisico aanleiding geeft tot 'niet pluis'-gevoelens, kan dit een belangrijke motivatie voor verandering zijn.

Het is onze ervaring dat het hierbij zinvol is om mensen te helpen om de mogelijke consequenties van ongezond gedrag zodanig te doordenken, dat duidelijk wordt wat de invloed van die consequenties op persoonlijke kernwaarden zou kunnen zijn. Zo is het voor iemand met een doorbloedingsstoornis van de benen mogelijk niet zo relevant of hij tien of vijftien minuten achtereen kan lopen. Op het moment dat het verschil van vijf minuten en de hiermee samenhangende afstand ineens gaat betekenen dat iemand niet meer zelf naar het winkelcentrum kan gaan, komt een van de kernwaarden van mensen in het geding: het vermogen tot autonome invulling van het eigen leven. Vaak is het moment waarop mensen zich dit soort consequenties gaan realiseren van groot belang bij de emotionele duiding van de relatie tussen gedrag, gezondheid en kernwaarden.

4.4 Vraag 1. Kennis op orde?

Informatie kan redelijk eenvoudig aangevuld of aangepast worden. Het is de door overheid en hulpverleners meest gebruikte strategie om mensen te beïnvloeden in hun gedrag. Informatie leidt uiteindelijk tot kennis. Kennis heeft iets dubbels in zich: zonder kennis kan er geen sprake zijn van inzicht, maar kennis alleen is niet voldoende om inzicht te bewerkstelligen. De oorzaak hiervan is dat kennis alleen heel 'kaal' is. Met kennis wordt alleen bedoeld wat mensen weten, welke feiten ze kennen. Zonder een verdere explicitering van het inzicht en de betekenis die mensen eraan geven, is kennis een matige voorspeller voor een gevoel van urgentie en probleembesef.
De kunst is daarom om kennis zodanig aan te bieden dat mensen gestimuleerd worden om er een persoonlijke betekenis aan te geven. Dus: een relatie tussen de verschillende aspecten van leefstijl en gezondheid. Daarbij spelen niet alleen losstaande feiten een rol, maar ook de verbanden tussen deze feiten. Afhankelijk van de situatie van de cliënt zijn andere losstaande feiten en verbanden noodzakelijk.
Kennis kan op verschillende manieren getoetst worden. Een manier is om cliënten te vragen naar de verbanden tussen stress, leefstijl en gezondheid of de gevolgen van een bepaalde ziekte of aandoening. Essentieel is dat de leefstijlcoach zelf op de hoogte is van de losstaande feiten en verbanden die van belang zijn bij leefstijlgerelateerde gezondheidsproblemen. ICT-ondersteuning kan hierbij helpend zijn, door cliënten korte toetsen voor te leggen over de betreffende materie.

METEN
Voor kennis zijn, voor zover ons bekend, geen specifieke maten aanwezig. Dit heeft te maken met zowel de enorme hoeveelheid relevante kennisdomeinen als met de veranderlijkheid van de beschikbare

kennis. Om toch een indruk te krijgen of er voldoende kennis is, kan foldermateriaal (bijvoorbeeld van de Nederlandse Hartstichting) een goed uitgangspunt zijn. Daarnaast moet de leefstijlcoach een inschatting maken of iemand de relevante kennis bezit om in dat specifieke geval tot een persoonlijke duiding te komen.

Een andere subjectieve norm is het kennisdomein van de leefstijlcoach. Afhankelijk van de richting en het niveau van scholing, ofwel de opgebouwde expertise, kan de norm voor relevante kennis waarschijnlijk het beste gesteld worden door de begeleidende professional.

INTERVENTIE

Op het moment dat de professional inschat dat de kennis onjuist of onvoldoende is, moet de professional zorgen voor informatie en daarin verbanden leggen. Deze kennis kan vaak op een goede manier door middel van foldermateriaal of websites worden beïnvloed. Wanneer de informatie en de te leggen verbanden specifiek en concreet zijn en over mensen zelf gaan, is het voor mensen makkelijker om op een goede manier de aangeboden kennis te plaatsen. Zo moeten de factoren ook samen met de coach gewogen worden: wat zijn de belangrijkste risicofactoren? Door mensen de juiste informatie te geven en samen individuele verbanden te leggen, kan er een hernieuwd inzicht ontstaan.

> Voor Janet zijn voorbeelden van brokken informatie: *a* ik beweeg te weinig, *b* ik heb overgewicht, *c* mijn bloedsuikerwaarden zijn te hoog, *d* mijn voedingspatroon is niet optimaal, en *e* ik pas op basis van deze gegevens in een risicoprofiel voor type-II-diabetes. Het gaat hier dus om informatie over leefstijl (eigen gedrag versus normen), fysieke gevolgen van leefstijl (eigen lichaam versus normen) en de relatie tussen leefstijl, fysieke gevolgen en gezondheid.

Naast folders en eventuele informatie via radio en televisie is uiteraard het internet een bron van informatie over leefstijl en gezondheid. Het kan daarbij een probleem zijn dat mensen zelf moeten bepalen welke bronnen betrouwbaar en wetenschappelijk verantwoord zijn. Hier liggen kansen voor ICT-ondersteuning, waarbij de cliënt geholpen wordt om op een efficiënte manier realistische informatie te krijgen. Een ontwikkeling die we hier in het bijzonder willen noemen is die van de 'decision aids'. Dit zijn online-beslishulpen die de cliënt naar verantwoorde informatie leiden, zodat deze zichzelf kan oriënteren op een veelheid aan klinische vragen. In het buitenland zijn al veel van dit soort beslishulpen ontwikkeld (zie bijvoorbeeld http://decisionaid. ohri.ca/azlist.html).

Een ander voorbeeld van informeren is het voorleggen en met de cliënt bespreken van relevante risicoprofielen (zoals bij type-II-diabetes). Voorbeelden van factoren die je samen met de cliënt kunt bespreken, zijn in het geval van type-II-diabetes:

– ongezond en te veel eten;
– te hoge BMI;
– roken;
– overgewicht rond de buik (een gezonde buikomtrek, gemeten net boven de navel, is voor vrouwen kleiner dan 88 cm en voor mannen kleiner dan 102 cm);
– te hoog cholesterol.

4.5 Vraag 2. Heb je een 'Cue to action'?

Wanneer mensen niet of nauwelijks geneigd zijn te veranderen, kan een grote of kleine gebeurtenis ervoor zorgen dat zij daartoe opeens de urgentie voelen of het feitelijke probleem ook echt (weer) als een probleem zien. Dit wordt een 'cue to action' genoemd.

> Janet: 'Ik liep een keer wat sneller die trap op dan anders en kreeg totaal geen lucht meer. Ik schrok me rot. Het duurde echt een paar minuten voor ik weer een beetje op adem was. Ik moest toen denken aan mijn moeder, die ook zo kortademig was. Zij was pas 66 toen ze aan een hartstilstand overleed. Ineens zag ik mezelf ook zo gaan. En toen besloot ik: nou is het afgelopen, dit wil ik niet. De volgende dag heb ik meteen de dokter gebeld. Hij adviseerde mij om eens met een leefstijlcoach te gaan praten.'

Een 'cue to action' kan iemand motiveren om een verandering in te zetten en tijdens het proces van veranderen zorgen voor een stok achter de deur. Zeker wanneer iemand door het centrale element in de 'cue' in zijn kernwaarden (zie hoofdstuk 6) wordt aangetast. Een voorbeeld hiervan is een cliënt die vanwege het verminderen van de loopcapaciteit ineens niet meer zelfstandig boodschappen kan doen en daardoor in een afhankelijkheidspositie komt, terwijl die persoon juist veel waarde hecht aan autonoom kunnen functioneren.

In deze fase is vooral de emotionele representatie belangrijk, het gevoel dat mensen hebben bij de aanwezige tekens en symptomen. Je zorgen maken over de toekomst kan een sterke prikkel zijn om na te denken over verandering. 'Cues to action' helpen hierbij, doordat ze vaak een heel concrete persoonlijke confrontatie betreffen met de gevolgen van een ongezonde leefstijl. De 'cues' kunnen extern (informatie, gebeurtenissen bij anderen) of intern (eigen ervaring, besef) van aard zijn.

METEN
De inventarisatie van 'cues to action' kan worden ingeleid met de vraag: 'Heeft er onlangs een gebeurtenis plaatsgevonden waardoor je je ongemakkelijk voelde bij je eigen gezondheid of leefstijl?' Met vervolgvragen kun je dit moment actualiseren en het gevoel dat hiermee gepaard ging expliciteren.
Er bestaan verder geen specifieke methoden voor het in kaart brengen van 'cues to action'. De uitdaging is om, door middel van een gesprek of met oefeningen, mensen krachtige situaties te laten zoeken en benoemen die als moment van confrontatie kunnen bijdragen aan het zich bewust worden van de 'cues to action'. Deze laten zich vervolgens beschrijven als intern of extern, inclusief een korte beschrijving van de confronterende situatie, het bijbehorende gevoel en de invloed op de motivatie tot veranderen.

INTERVENTIE
Wanneer iemand vertelt over een 'cue to action', kan dit als katalysator gebruikt worden om de veranderenergie verder te vergroten. Dit kan door dat moment en het gevoel dat toen gevoeld werd helder voor de geest te halen (zie kader). Deze techniek heeft ook veel waarde in een eventueel vervolgtraject als het 'vuurtje' dreigt te doven.

Eigen 'cues' in kaart brengen
Denk over de volgende vragen na en noteer het antwoord.
- Welke gebeurtenissen raakten u zodanig, dat u gemotiveerd werd om uw leefstijl te veranderen?
- Is er een gebeurtenis in uw leven waarbij u geconfronteerd werd met de gevolgen van uw ongezonde leefstijl?
- Is er een gebeurtenis in het leven van anderen waarbij u geconfronteerd werd met de gevolgen van een ongezonde leefstijl?
- Wat voor gevoel riep deze gebeurtenis bij u op?

– Wat vond u het meest confronterend aan deze gebeurtenis(sen)?
– Hoe helpt deze gebeurtenis uzelf te motiveren?
– Wat zou er volgens u gebeuren met uw gezondheid als u geen gehoor geeft aan uw gevoelens om uw leefstijl te willen veranderen?

Een van de interventies uit de motiverende gespreksvoering die kunnen helpen om de impact van de 'cue' te onderzoeken, is het herkennen en verkennen van verandertaal. Denk hierbij aan Janets uitspraken toen ze zo kortademig bleek.

4.6   Vraag 3a. Hoe zijn je ziektepercepties?

Wanneer iemand geconfronteerd wordt met een ziekte of aandoening zijn niet alleen de eerder besproken factoren zoals kennis en 'cues' van toepassing. Op dat moment vormen zich ook gedachten en emoties die betrekking hebben op het ziek zijn, ofwel ziektepercepties. Mensen leggen verbanden tussen symptomen en ziekten. Deze gedachten worden geordend in vijf domeinen. In elke cultuur en bij elk gezondheidsprobleem stellen mensen zich (bewust of onbewust) vragen over de volgende onderwerpen:
– *Identiteit.* Wat heb ik?
– *Oorzaak.* Wat is de oorzaak?
– *Controle en genezing.* Hoe kan ik het onder controle krijgen? Kan ik hiervan genezen?
– *Tijdlijn.* Hoe lang gaat het duren?
– *Consequenties.* Wat zijn de consequenties?

De overtuigingen die mensen hebben bij deze vragen zijn in sterke mate bepalend voor de emotie die opgeroepen wordt en de manier waarop zij zich gedragen. Wanneer iemand het idee heeft dat er iets ergs aan de hand is, zal hij zich anders voelen en gedragen dan wanneer dit niet het geval is. De overtuigingen alleen zijn niet volledig bepalend, maar het gaat ook om de samenhang ertussen. Wanneer de antwoorden logische verbanden blootleggen, begrijpen mensen hun toestand beter (inzicht ofwel 'illness coherence'). Dit gegeven draagt

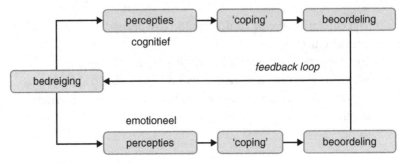

Figuur 4.2 *'Common sense model' (Leventhal, 1984).*

vaak bij aan de controle en helpt zo stress te verminderen. Wanneer er geen logica in de redenering van mensen zit, zorgt dit juist vaak tot on-gerustheid of angst. Als een cliënt zegt helemaal niets van zijn ziekte te begrijpen, is dat veelal gecorreleerd aan een gebrek aan controle en negatieve emotionele duiding.

Daarnaast zijn de vijf overtuigingen ook onderling gecorreleerd. Bij chronische aandoeningen zoals COPD en diabetes schatten mensen die weinig controle ervaren de consequenties vaak als heel ernstig in. Bij geringe controle wordt ook een pessimistische tijdlijn gerappor-teerd (bijvoorbeeld: 'het zal wel lang duren of nooit meer overgaan'). Verder heeft het gevoel van geringe controle effect op het domein iden-titeit: mensen schrijven onterecht allerlei symptomen aan hun ziekte toe (bijvoorbeeld: 'het zal er ook wel bijhoren'). Bij chronische ziekten is de stelregel: meer controle hangt samen met positievere inschattin-gen van de ernst van de consequenties in relatie tot gezondheid.

Volgens het 'common sense model' ontstaat op basis van de overtui-gingen van mensen en de emotionele duiding het uiteindelijke gedrag (zie figuur 4.2). Dit gedrag (coping; zie ook hoofdstuk 5) zal uiteinde-lijk wel of niet bijdragen aan het onder controle krijgen van de situatie. Als mensen merken dat de manier waarop ze ermee omgegaan zijn succesvol is (beoordeling), zal dit positieve gevolgen hebben voor de emotionele reactie.

Wanneer je de ziektepercepties met de cliënt bespreekt, moet je er rekening mee houden dat deze per ziekte of aandoening kunnen ver-schillen. Dat betekent dat als iemand zowel diabetes als COPD heeft, de inventarisatie naar overtuigingen ook tweemaal dient plaats te vin-den. De eenvoudigste manier om ziektepercepties te achterhalen is er gewoon naar te vragen (bijvoorbeeld: 'wat denkt u dat er aan de hand is?', of: 'wat denkt u dat de oorzaak is?'). Het nadeel van deze methode is dat hij vaker frustratie en onbegrip oplevert, dan een duidelijk antwoord. Cliënten begrijpen vaak niet waarom je dit wilt weten en reageren dan ook vaak afwijzend (bijvoorbeeld: 'daarvoor kom ik toch bij jou?', of: 'ik ben hier niet degene die daar verstand van heeft').

Een andere manier om achter overtuigingen te komen verloopt meer impliciet, door te vragen naar verbanden. De vraag: 'wat heb ik?', is al door een arts of specialist beantwoord. Dit wil niet zeggen dat dit beeld volledig juist is, maar mensen hebben zich al een beeld gevormd bij woorden zoals diabetes of artrose. Bij de begeleiding van Janet zul je dan niet vragen: 'wat denk je dat je hebt?', maar bijvoorbeeld: 'wat voor beeld heb je bij knieartrose?', 'denk je dat overgewicht daarbij een rol speelt?', of: 'kun je het beloop van jouw artrose zelf beïnvloeden?' Door naar verbanden te vragen, sla je twee vliegen in een klap: je komt te weten welke antwoorden mensen zelf geven op individuele vragen, maar ook of er een logisch verband bestaat tussen de antwoorden. De uiteindelijke toets voor de leefstijlcoach is een beoordeling of de ziektepercepties reëel zijn.

METEN

De Revised Illness Perception Questionnaire (IPQ-R) is voor diverse doelgroepen gevalideerd en in het Nederlands vertaald. Ook bestaat er een handzame korte versie: de IPQ-K (zie www.ziekteperceptie.nl). Hiermee kunnen de verschillende ziektepercepties en de onderlinge samenhang ervan in kaart worden gebracht.

INTERVENTIE

Er zijn grofweg twee strategieën om irreële ziekteperceptions te veranderen: de cognitieve en de respondente strategie. De keuze daartussen lijkt in veel gevallen meer van de professional af te hangen dan van de cliënt. Echter, de manier waarop de cliënt informatie tot zich neemt en verwerkt, zou hierin juist leidend moeten zijn. Cliënt en behandelaar kunnen samen inschatten welke strategie het meest geschikt lijkt.

Cognitieve strategie. Sommige mensen laten zich in hun overtuigingen uitdagen, als wordt aangetoond dat de eigen redenering onlogisch of zelfs onjuist is. Als het gaat om overtuigingen die gebaseerd zijn op foutieve informatie, kan de behandelaar deze vanuit zijn eigen expertise uitdagen. In het voorbeeld van Janet:

Janet: 'Overgewicht is altijd erfelijk bepaald. Ik hoef maar íets te eten en het zit er meteen aan.'

> Leefstijlcoach: 'Maar hoe verklaar je dan dat, bij identieke twee-lingzussen die opgroeien in verschillende gezinnen, de een wel overgewicht heeft en de ander niet?'

Een ander voorbeeld:

> Janet: 'Artrose is slijtage. Hoe meer ik beweeg, des te erger het slijt.'
> Leefstijlcoach: 'Artrose kun je beschouwen als een oud hangslot. Beweeg je te veel, dan breekt de sleutel af. Beweeg je te weinig, dan roest het slot vast.'

Respondente strategie. Als de cliënt zijn overtuigingen niet kan of wil bij-stellen aan de hand van een cognitieve strategie, kun je hem ook uitda-gen wat betreft overtuigingen door hem het zelf te laten ervaren.

> Janet: 'Artrose is slijtage. Hoe meer ik beweeg, des te erger het slijt. Ik ben bang dat ik het juist erger maak.'
> Leefstijlcoach: 'Je moet met artrose op een aangepaste manier be-wegen. Beweeg je te intensief, dan gaat het mis. Maar beweeg je te weinig, dan versnel je het proces van artrose juist.'

De uitkomst hiervan is vaak dat de cliënt denkt: eerst zien, dan geloven - wat overigens meestal niet expliciet wordt uitgesproken. Let hierbij op tekenen van weerstand en benoem deze. Laat de cliënt de zorg ach-ter de weerstand uitspreken. Een vervolg zou dan kunnen zijn:

> Janet: 'Artrose is slijtage. Hoe meer ik beweeg, des te erger het slijt.'
> Leefstijlcoach: 'Mensen met artrose moeten op een goede manier bewegen. Bewegen ze te veel, dan gaat het mis. Maar bewegen ze te weinig, dan gaat het ook mis.'
> Janet: 'Toch wordt, steeds als ik wat meer ga doen, mijn knie dik en pijnlijk.'

Leefstijlcoach: 'Ik hoor je twijfelen of meer bewegen wel helpt. Sta je ervoor open om, onder mijn begeleiding, te proberen aangepast te bewegen, zodat je het zelf kunt ervaren?'

Een interventie uit de motiverende gespreksvoering die kan helpen bij het uitdagen van de individuele ziekteperceptie, is het ombuigen van weerstand. Mensen stellen hun overtuigingen niet zomaar bij. Het komt ook geregeld voor dat mensen dit niet bewust of expliciet verwoorden naar de leefstijlcoach. Die weerstand moet door de leefstijlcoach gesignaleerd worden. Herkennen, benoemen en verder verkennen van de weerstand is zeer waardevol bij het boven tafel krijgen van de werkelijke zorgen die de cliënt heeft en biedt daarmee ook gelegenheid om deze zorgen met gerichte informatie of begeleide ervaringen weg te nemen.

4.7 Vraag 3b. Hoe zijn je ziekterisicorepresentaties?

Zoals gezegd, bouwen mensen die geconfronteerd worden met een ziekte of aandoening een set van eigen overtuigingen op. Een vergelijkbaar proces vindt plaats wanneer iemand inschat of hij een aandoening of ziekte kan krijgen. De gedachten en emoties die daarbij ontstaan, worden ziekterisicorepresentaties genoemd. Mensen leggen verbanden tussen gedrag en signalen die kunnen wijzen op de betreffende ziekte. Ook deze gedachten worden geordend in de genoemde vijf domeinen.

Ziekterisicorepresentaties zijn een bijzondere vorm van risicoperceptie, omdat ze specifiek over een ziekte gaan. Oorzaak, tijdlijn en identiteit vormen primair de basis voor de inschatting die mensen maken over de waarschijnlijkheid dat ze een ziekte krijgen. Op basis van informatie van een arts zou iemand de abstract-conceptuele gedachte kunnen hebben risico te lopen op COPD doordat hij rookt. Wanneer iemand kortademig is, zou diegene dit concreet-perceptueel kunnen interpreteren als gevolg van een slechte conditie of als een onderdeel van COPD, waarmee het abstracte aan een specifiek idee wordt gekoppeld. Abstract-conceptuele representaties zijn globaal en niet-specifiek (bijvoorbeeld: 'ik heb een lichte huid en loop daardoor kans op huidkanker', of: 'ik rook en heb daardoor kans op COPD'). Concreet-perceptuele representaties kunnen pas gevormd worden op het moment dat mensen daadwerkelijk percipiëren en ze vormen zich dus ook pas bij een specifieke situatie (bijvoorbeeld: 'ik heb lang in de zon gezeten en ben erg verbrand', of: 'ik rook en word steeds kortademiger'). Concreet-perceptuele representaties hebben een grotere invloed op coping (en daarmee gedrag) dan abstract-conceptuele representaties.

Bij gedachten over de oorzaken van COPD kan iemand zowel abstracte (bijvoorbeeld: 'het zit in de familie') als concrete ideeën hebben (bijvoorbeeld: 'ik kan me nog herinneren dat mijn vader altijd kortademig was'). Bij gedachten over de tijdlijn zijn het vooral gedachten over wanneer iets normaliter voorkomt (bijvoorbeeld: 'COPD komt alleen voor bij mensen boven de zestig') en hoe dat proces verloopt (bijvoorbeeld: 'COPD krijg je niet van het ene op het andere moment, dat gaat geleidelijk').

De overgebleven twee domeinen (consequenties en controle) vormen de basis voor de inschatting van de ernst en beïnvloeden daarmee risicoperceptie. Gedachten over consequenties gaan dan onder andere over beperkingen in het dagelijks leven en de sociale consequenties hiervan (bijvoorbeeld: 'wanneer ik COPD heb, kan ik geen zware dingen meer tillen en moet ik stoppen met werken'). Gedachten over de controle die uitgeoefend kan worden (genezing of controle), bijvoorbeeld door medicatie of een operatie, dragen ook bij aan de ernst.

Zo zal iemand die heeft meegemaakt dat zijn vader een levensgevaarlijke operatie moest ondergaan voor een bypass van verschillende vaten, een heel ander idee hebben over de ernst van een cardiovasculair risico, dan iemand die heeft meegemaakt dat zijn vader gedotterd werd en een paar 'stents' kreeg ('hij stond binnen een paar dagen weer langs de lijn bij het voetbal!')

Op basis van bovenstaande redeneringen maken mensen vuistregels in de vorm van 'als …, dan …'-regels, om grip te krijgen op de werkelijkheid (bijvoorbeeld: 'als COPD veroorzaakt wordt door roken, zal stoppen met roken de kans op COPD verkleinen', 'als ik drie maanden gestopt met ben roken, zal ik minder kortademig zijn', of: 'als ik minder kortademig ben, zal de kans op COPD afgenomen zijn').

Janet maakt zich zorgen over artrose en de dreiging van een leven met diabetes. Sinds enige tijd denkt Janet na over de woorden van haar huisarts: 'Je moet toch eens anders gaan eten en meer gaan bewegen.' Ze piekert soms over haar gezondheid en voelt zich daarbij wat ongemakkelijk. Een aantal gedachten komen daarbij steeds terug. Valt er aan mijn knieën nog wel iets te doen? Als ik meer wil bewegen, gaat dat wel met artrose? Zou het waar zijn dat

> ik last van mijn knieën heb doordat ik te zwaar ben? Wat staat me
> nu eigenlijk precies te wachten met suikerziekte?

Deze vragen illustreren hoe ziekteovertuigingen (in het voorbeeld:
over artrose) en ziekterisicorepresentaties (in het voorbeeld: over het
mogelijk ontwikkelen van type-II-diabetes) aan de hand van dit soort
'interne' vragen tot stand komen. Ook voor ziekterisicorepresentaties
geldt dat het vragen naar verbanden tussen gedrag en consequenties
de manier is om erachter te komen. Vragen naar vuistregels of heuristieken is in dit licht dan ook gewenst.
Op het moment dat iemand (nog) geen ziekte heeft, is het belangrijk
om leefstijl, lichamelijke kenmerken en gezondheid met elkaar te verbinden. Met deze gegevens kun je de cliënt vragen naar de verbanden
die hij legt tussen leefstijl, lichamelijke kenmerken en het risico op het
krijgen van een specifieke ziekte of aandoening. De uitdaging ligt erin
om dit vooral op een concreet-perceptuele manier te doen, zodat de
verbanden specifiek betrekking hebben op deze cliënt.

Tabel 4.1	Vragen naar ziekterisicorepresentaties.	
	Abstract-conceptueel	**Concreet-perceptueel**
Waarschijnlijkheid		
Identiteit	Is futloosheid een teken van diabetes?	Zie je het feit dat je soms futloos bent als een verhoogd risico op het krijgen van diabetes?
Oorzaak	Bestaat er een verband tussen overge-wicht en diabetes?	Neemt het risico op diabetes toe door-dat je overgewicht hebt?
Tijdlijn	Op welke leeftijd krijgen mensen dia-betes? Hoe is het verloop van de ziekte diabetes?	Op welke leeftijd zou je diabetes kun-nen krijgen met je huidige leefstijl? Hoe zou de ziekte diabetes voor jou verlopen?
Ernst		
Consequenties	Welke beperkingen hebben mensen met diabetes?	Stel dat je diabetes hebt, wat zou je dan niet meer kunnen? Welke conse-quenties heeft dit voor jouw leven?
Controle	Wat valt er te doen aan diabetes?	Wat zou er te doen zijn aan diabetes, als jij dat hebt?

METEN

Voor het meten van ziekterisicorepresentaties bestaat er een vragenlijst: de Assessment of Illness Risk Representations. Deze is
echter (nog) niet in het Nederlands vertaald. De lijst inventariseert
de volgende domeinen: Identiteit, Oorzaken, tijdlijn, Consequenties (levensverwachting, psychosociaal functioneren, pijn of andere
dominante invloeden), Controle (preventie, persoonlijke controle
of genezing indien ziekte ontstaat), en Voorstellingsvermogen van
toekomstige scenario's. De leefstijlcoach kan deze domeinen bespreken met de cliënt om tot een gedifferentieerd beeld te komen van de
ziekterisicorepresentaties.

INTERVENTIE

Net als bij ziektepercepties kun je bij irreële ziekterisicorepresentaties
zowel een cognitieve als een respondente strategie toepassen. Ook hier
kan de cognitieve route bestaan uit het blootleggen van een gebrek aan
logica in de redenering of het benoemen van feitelijke onjuistheden
daarin. De respondente route is in dit verband bijzonder want, doordat
de ziekte of aandoening er niet is, kun je ook niet ervaren dat een bepaalde aanpak zin heeft. Wat wel kan is de eerste tekenen identificeren
(zoals een verhoogde bloedsuikerspiegel, kortademigheid, verhoogd
cholesterol) en de cliënt ondersteunen bij het normaliseren van die
waarden.

> Een andere mogelijkheid om de ernst en/of waarschijnlijkheid te
> beïnvloeden, zijn oefeningen waarbij de cliënt zich verplaatst in
> een toekomstige situatie, zoals dit gebeurt bij het onderzoeken
> van ambivalentie (zie ook hoofdstuk 1). Ook hier geldt dat het
> herkennen, benoemen en verder verkennen van weerstand bij de
> cliënt van grote betekenis is voor het werkelijk beïnvloeden van de
> ziekterisicorepresentaties.

4.8   Vraag 4. Hoe is je risicoperceptie?

De feitelijke kennis van mensen wat betreft de risico's die ze lopen bij
een bepaalde leefstijl, is maar gedeeltelijk voorspellend voor een gevoel van 'pluis' of 'niet pluis'. Of ze het gevoel krijgen risico te lopen,
is afhankelijk van de perceptie van dat risico. Het ingeschatte risico
kan zowel groter als kleiner zijn dan wat feitelijk bekend is.

4 Kernvraag 1: loop ik (extra) risico's vanwege mijn leefstijl?

77

Vliegangst is hiervan een goed voorbeeld, zeker wanneer iemand daarnaast geen (auto)rijangst heeft. Feitelijk gezien loop je in een vliegtuig
minder risico op overlijden door een ongeval dan in een auto, maar
toch zijn er veel meer mensen met vliegangst dan met rijangst. Om
duidelijk te maken dat kennis over risico's en risicoperceptie twee verschillende dingen zijn, kun je dan een eenvoudig experiment uitvoeren: vertel de cliënt over de feitelijke risico's en kijk wat er gebeurt. Het
zal geen verassing zijn dat de vliegangst meestal blijft bestaan. Mensen zullen dan aangeven dat ze wel weten dat vliegen veilig is, maar dat
het toch niet veilig aanvoelt.

Risicoperceptie gaat dus over het voelen van risico's en is afhankelijk
van twee elementen: waarschijnlijkheid en ernst (waarschijnlijk ×
ernst). In het voorbeeld van de roker die de risico's kent, maar zichzelf
net als zijn opa 93 jaar oud ziet worden ondanks een leven lang roken,
gaat het over waarschijnlijkheid. Iemand zegt impliciet: ik ken de risico's, maar ze gelden niet of in mindere mate voor mij. Dit heeft onder
andere te maken met niet-realistisch optimisme; mensen schatten
zichzelf in algemene zin te positief in.

Er worden drie oorzaken voor dit niet-realistische optimisme gegeven:
- Bescherming van het gevoel van eigenwaarde, wat zich uit in een
  gevoel van onkwetsbaarheid. Dit fenomeen is bij jonge mannen het
  meest prominent aanwezig.
- Een gevoel van controle. Mensen weten alleen van zichzelf wat ze
  doen om risico's te vermijden en niet hoe anderen dat aanpakken,
  en daardoor schatten ze hun eigen risico lager in. Daarnaast schatten mensen hun eigen vermogen om controle uit te oefenen vaak te
  hoog in.
- Wanneer de vergelijking met een ongespecificeerde persoon of
  groep gemaakt wordt, is er veel ruimte om zaken te positief te interpreteren. Wordt de vergelijking met een concreet persoon gemaakt
  en met een specifiek verhaal (bijvoorbeeld een familielid of collega),
  dan schatten mensen de risico's vaak realistischer in.

Niet-realistische inschattingen gelden net zo goed voor iemand met
vliegangst, alleen dan in negatieve zin (niet-realistisch pessimisme).
Ervaringen en persoonlijkheid zijn onder andere bepalend voor de manier waarop mensen het risico voor zichzelf inschatten of percipiëren.
Naast waarschijnlijkheid schatten mensen ook in hoe ernstig de consequenties zullen zijn, mocht het toch gebeuren. Ook hier geldt dat
het gaat om de emotionele duiding van mensen bij deze consequentie
en niet om de feitelijke consequentie zelf. In het voorbeeld van de
vliegangst lijkt vooral de ingeschatte ernst de doorslaggevende factor

te zijn (bijvoorbeeld: 'het risico is niet groot maar als het gebeurt, is het ook meteen afgelopen'). Deze ingeschatte ernst verschilt van mens tot mens. Zo kan niet meer kunnen sporten voor de een heel erg zijn, terwijl het voor de ander niet meer dan een ongemak is. Een opvallend fenomeen waardoor de ernst laag wordt ingeschat, is de overtuiging dat de kwaal in de toekomst te genezen zal zijn (bijvoorbeeld: 'ik zie wel, waarschijnlijk hebben ze tegen die tijd een medicijn om het op te lossen').

Om nog beter inzicht te geven, worden twee vormen van risicoperceptie onderscheiden: een primair en een secundair evaluatief proces. Het primaire proces wordt toegeschreven aan hersengebieden die vanuit ontwikkelings- of evolutieperspectief ouder zijn dan hersengebieden die betrokken zijn bij het secundaire proces. Zo is het handig om bij de confrontatie met een leeuw een hoog risico te percipiëren, bang te zijn en snel te handelen. Deze primaire vorm van risicoperceptie verloopt automatisch, snel en wordt altijd gevoed door angst. Ook bij dieren zou je van deze vorm van risicoperceptie kunnen spreken. Wanneer er meer tijd is hebben mensen tijd om na te denken over eventuele gevaren die zich in de toekomst kunnen voordoen, op basis van het primaire evaluatieve proces, logica en/of ervaring (bijvoorbeeld: 'zal ik daar naartoe gaan waar die leeuw ook kan zijn?').

Tabel 4.2	Primaire en secundaire evaluatie van risico's.
Primair evaluatief proces	Fundamenteel associatief proces (onderbuikgevoel)
	Eerste spontane reactie
	Intuïtief, onmiddellijk en automatisch verlopend
	Verankerd in de vroege evolutie: vechten of vluchten (moet ik er bang voor zijn of niet?)
	Sterk bepalend voor gedrag en gemakkelijk te activeren (je hoeft alleen maar voor een leeuw te gaan staan)
Secundair evaluatief proces	Specifiek associatief proces, cognitief proces
	Komt later
	Bewust, opzettelijk, gecontroleerd en gebruik makend van heuristiek
	Pas later in de evolutie ontwikkeld
	Alleen wanneer de situatie het toelaat (tijd en mogelijkheid) en het primaire proces het motiveert

Wanneer mensen een hoge mate van risico voelen op basis van het primaire evaluatieve proces (angst voor), zijn mensen geneigd om ook direct te handelen. Zij hebben dan in de regel vooral ondersteuning nodig bij het invullen van het specifieke gedrag (bijvoorbeeld: 'wat moet ik dan doen?', 'hoe vaak?', en: 'hoe lang?'). Deze ondersteuning is vanzelfsprekend onderdeel van deze methodiek (zie hoofdstuk 6). Indien mensen denken dat er een grote kans op bijvoorbeeld type-II-diabetes bestaat en ze inschatten dat de consequenties hiervan zeer ernstig zullen zijn, ontstaat een optimale situatie om een gevoel van urgentie te creëren. Het gevoel dat er iets misgaat kan een zeer sterke drang teweegbrengen om tot handelen te komen. Maar soms komen mensen, ondanks allerlei informatie over waarschijnlijkheid en ernst, niet tot gedragsverandering. Er lijkt sprake van een vertekening van risicoperceptie die zowel met waarschijnlijkheid als ernst te maken heeft. Dit lijkt vooral samen te hangen met het niet voldoende concreet worden van risico's en consequenties. Hierbij spelen de volgende factoren vaak een rol:

– Consequenties die op korte termijn gelden zijn veel makkelijker voor te stellen dan consequenties op lange termijn. Wanneer het risicogedrag pas op lange termijn consequenties kan hebben (zoals bij roken) kan dat met ernstige consequenties (bijvoorbeeld longkanker) een sterk vertekend beeld opleveren. Het is voor mensen heel lastig om ver in de toekomst te kijken, zeker wanneer zij de consequenties moeilijk kunnen inschatten. Inschatten dat je een risico loopt op longkanker is niet zo moeilijk, maar je daar een goed beeld van vormen - wat zou dat precies voor mij betekenen? - is veel moeilijker.

– Wanneer de consequenties ernstig zijn, is het veel moeilijker je dit voor te stellen, omdat dit over het algemeen minder vaak voorkomt. Daarmee ontbreekt meestal de ervaring met die consequentie. Hoe verder de consequentie van je eigen leefwereld afstaat, des te sterker de vertekening is.

– Als een consequentie opvalt, bijvoorbeeld omdat er veel aandacht voor is, schatten mensen het risico voor zichzelf hoger in. Borstkanker is hiervan een goed voorbeeld. Er zijn feitelijk ziekten die je gemakkelijker kunt krijgen, maar toch schatten veel vrouwen het risico op borstkanker hoger in.

In deze fase is het voor de risicoperceptie essentieel dat mensen zelf het verband leggen tussen hun leefstijl en de consequenties ervan. Om dit verband te leggen moeten zij zich bewust zijn van hun eigen leefstijl en de risico's kennen die deze met zich meebrengt; bovendien moeten ze ervoor openstaan deze verbanden te onderzoeken.

METEN

Zowel bij risicoperceptie als gevolg van een ziekte, als bij risicoperceptie zonder de aanwezigheid van een ziekte (maar wel ziekterisicorepresentaties), is deze met een VAS in kaart te brengen door zowel de waarschijnlijkheid van het ontstaan van een ziekte of aandoening als de ernst van de consequenties vast te stellen.

Risicoperceptie als vervolg op ziektepercepties

Om de risicoperceptie na de ziektepercepties - en dus de aanwezigheid van een ziekte of aandoening - te inventariseren, breng je in kaart hoe iemand de waarschijnlijkheid en de ernst van een bepaalde ziekte of aandoening percipieert. Deze inventarisatie moet daarbij niet gaan over abstract-conceptuele verbanden, maar over concreet-perceptuele verbanden. De eerdere inventarisatie van ziektepercepties maakt ook duidelijk waarom mensen voor zichzelf een bepaalde risico-inschatting hebben gemaakt. Hierbij is het overigens handig om eerst de ernst in kaart te brengen en vervolgens een inschatting te maken van de waarschijnlijkheid dat dit gaat gebeuren.

> Coach: 'We hebben net gesproken over de consequenties die [diabetes] kan hebben.
> Hoe zou dat voor je zijn? (ernst)
> Hoe groot schat je de kans in dat dit jou gaat gebeuren?'
> (waarschijnlijkheid)

Risicoperceptie als vervolg op ziekterisicorepresentaties

Ook als er geen ziekte of aandoening aanwezig is, kan er sprake zijn van risicoperceptie in de vorm van ziekterisicorepresentaties. In essentie bevat de inventarisatie van de ziekterisicorepresentaties dan ook alle elementen van risicoperceptie. De inventarisatie van risicopercepties heeft dan ook meer een samenvattende functie, om de complexe samenhang van de ziekterisicorepresentaties te concretiseren, zowel voor de cliënt als de leefstijlcoach. Dit samenvatten heeft naast de concretisering ook een versimpelende functie. Het verband tussen de elementen van risicoperceptie en gedrag is voor veel mensen goed te begrijpen. Daarnaast biedt de extra inventarisatie van de risicoperceptie interessante informatie over de logische samenhang van de ziekterisicorepresentaties en risicoperceptie. Het ontbreken van logica tussen deze antwoorden biedt daarbij een ingang voor de leefstijlcoach.

> Coach: 'Hoe ernstig schat je de gevolgen in als dit gebeurt? (ernst) Hoe groot schat je de kans in dat je [diabetes] krijgt, vergeleken met andere mensen van dezelfde leeftijd en hetzelfde geslacht?' (waarschijnlijkheid)

INTERVENTIE
Er zijn verschillende manieren om de risicoperceptie bij mensen te verhogen: primair evaluatief of secundair evaluatief.

Primair evaluatief. Hierbij gaat het om verhalen van mensen over hun leefstijl en hoe dit leidde tot ziekte. Voorwaarde is dat de cliënt zich kan identificeren met de verteller. Voorbeelden zijn een voorlichtingsbijeenkomst of persoonlijke ontmoeting tijdens het sporten, groepscoaching of een ander groepsproces.

Secundair evaluatief. Wanneer men de kans laag inschat een ziekte te krijgen, kan 'mental imaging' ingezet worden. Met deze techniek wordt iemand gevraagd zich zo helder mogelijk voor de geest te halen wat er kan gebeuren. Daarbij gaat het vooral om de consequenties en de impact die dit heeft op iemands leven. Door de impact ook in termen van gevoel te benoemen, dwing je iemand de situatie op zichzelf te betrekken. Dit proces kan uitgebreid worden met de volgende aspecten:
- *Persoonlijke ervaringen die dicht bij de uiteindelijke situatie liggen.* Bijvoorbeeld iemand is eens of meermalen kortademig geweest bij inspanning.
- *Ervaringen van anderen.* Wanneer iemand bijvoorbeeld COPD heeft in de directe omgeving, kan iemand zich inleven in die situatie.
- *Inzoomen op eerdere consequenties van een ongezonde leefstijl.* Bijvoorbeeld de eerste verschijnselen van een ziekte.
- *Inzoomen op spijt (die op korte termijn gevoeld kan worden).* Dit in de fictieve situatie waarbij risicogedrag daadwerkelijk uitmondt in een ziekte.
- *Inzoomen op de negatieve effecten van leefstijl waarvan de kans groot is dat ze zich op korte termijn zullen voordoen.*
- *Inzoomen op negatieve effecten die dicht bij de belevingswereld van de cliënt staan.* Bij voorkeur effecten die de cliënt daadwerkelijk heeft erva-

ren. Het is daarbij niet noodzakelijk dat dit door het risicogedrag zelf komt (bijvoorbeeld: 'stel je voor dat je ziek bent. Je voelt je slap, moe, je hebt nergens zin in, je bent misselijk en alles doet zeer. Zo voelen mensen die [diabetes] hebben zich ook. Maar dan weken achter elkaar').

Als iemand voor zichzelf de kans op het ontwikkelen van gezondheidsproblemen laag inschat, zijn er verschillende opties waaruit je als leefstijlcoach kunt kiezen. Voor cliënten die gevoelig zijn voor cijfers en verbanden is er een aantal mogelijkheden. Er worden steeds meer tests ontwikkeld die een meer persoonlijke inschatting helpen te maken van het risico dat mensen lopen.

Een uitkomst van zo'n test op gezondheidsrisico's zou er als volgt uit kunnen zien: 'iedereen heeft met het ouder worden een bepaald risico op het ontwikkelen van hart- en vaatziekten, het risico is dus nooit nul. Maar indien u rookt, een hoge bloeddruk heeft en/of een te hoog cholesterol gehalte heeft u een hogere kans op hart- en vaatziekten. Wat uw persoonlijke kans op hart- en vaatziekten is, heeft de computer net voor u uitgerekend: 32 procent. Dit betekent dat van de honderd mannen van uw leeftijd, met uw bloeddruk en cholesterolgehalte, die roken, er 32 in de komende tien jaar hart- en vaatziekten krijgen. Het betekent dus ook dat 68 mannen, van uw leeftijd met dezelfde leefstijl in de komende tien jaar geen hart- en vaatziekten krijgen. Helaas weten we niet wie dat zijn en bij welke groep u zult horen.'

Daarnaast kun je als leefstijlcoach ook informatieplaatjes tonen. Deze informatieplaatjes worden onderverdeeld in:
– frequenties en/of percentages;
– cijfers in een ander perspectief (zie figuur 4.3);
– differentiatie van de gevolgen van de ziekte (bijvoorbeeld naar geslacht);
– risicoladders.

Een vorm van informatie die helpend kan zijn om gezondheidsrisico's in perspectief te plaatsen, wordt weergegeven in figuur 4.3. Daarin

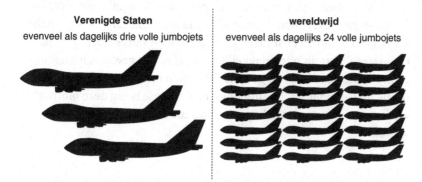

Figuur 4.3 Cijfers in een ander perspectief: stel dat er dagelijks evenveel mensen door vliegrampen als door roken zouden omkomen.

wordt het aantal mensen dat aan de gevolgen van roken overlijdt, vergeleken met het aantal mensen dat zou overlijden bij vliegrampen. Naast dit soort vergelijkingen is het vaak ook helpend voor mensen als ze de risico's op het ontstaan van een ziekte heel concreet kunnen relateren aan hun eigen gedrag en eigenschappen. In figuur 4.4 wordt het risico op het ontstaan van type-II-diabetes gekoppeld aan gewicht en beweeggedrag. Dit maakt het voor mensen heel duidelijk dat niet alleen overgewicht maar ook het al dan niet voldoen aan een beweegnorm bijdraagt aan het persoonlijke risico.

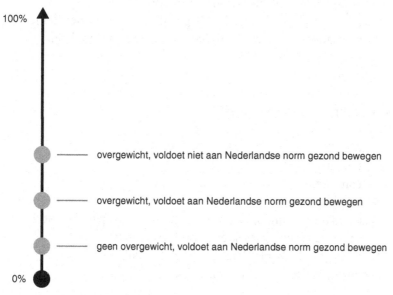

Figuur 4.4 Risicoladder: kans op type-II-diabetes op vijftigjarige leeftijd.

Zodra je de cliënt op een concrete en persoonlijke manier feitelijke informatie geeft over allerlei risico's, ontstaat er vaak een erg ongemakkelijk gevoel. Indien er sprake is van het duiden van een persoonlijk risico, resulteert dit ongemakkelijke gevoel in een gevoel van dreiging en urgentie. Juist dit soort gevoelens vormen een stimulans voor motivatie tot verandering. De uitdaging na deze fase is om deze motivatie verder uit te bouwen en te koppelen aan concrete keuzes voor ander gedrag.

> Vanuit de motiverende gespreksvoering zijn in deze fase het opheffen van ambivalentie, het ombuigen van eventuele weerstand en het ontwikkelen en versterken van verandertaal aan de orde.

Samenvatting

» Dit hoofdstuk gaat over de eerste fase van het KLG-model. De kernvraag in deze fase is: loop ik (extra) risico's vanwege mijn leefstijl? Deze fase kenmerkt zich door het gegeven dat mensen zichzelf, al dan niet expliciet, vragen stellen over de relatie tussen hun leefstijl en hun (latere) gezondheid. De leefstijlcoach kan zich, samen met de cliënt, op de kernvraag van deze fase oriënteren, aan de hand van een aantal subvragen.

» Is de juiste kennis aanwezig?
  - leefstijl (eigen gedrag versus normen);
  - fysieke gevolgen van leefstijl (eigen lichaam versus normen);
  - de relatie tussen leefstijl, fysieke gevolgen en gezondheid.

» Zijn er 'cues to action'?
  - interne 'cues';
  - externe 'cues'.

» Wat zijn de ziektepercepties?
  - identiteit;
  - oorzaak;
  - tijdlijn;
  - controle;
  - consequenties.

» Wat zijn de overtuigingen ten aanzien van risico op toekomstige ziekte of aandoening (ziekterisicorepresentaties)?
  - waarschijnlijkheid (identiteit, oorzaak, tijdlijn);
  - ernst (consequenties en controle).

» Wat is de uiteindelijke risicoperceptie?
  – waarschijnlijkheid × ernst;
  – ontstaat er drang tot veranderen;
  – wat is de gevoelde urgentie.
» Interventies in deze fase zijn:
  – cognitieve interventies (kennis, verbanden, persoonlijke duiding);
  – ervaringsgerichte interventies (ervaren en duiden van optredende effecten).

5.1   Inleiding

Bij het maken van keuzes zijn verschillende vragen aan de orde. Zo is het van belang dat duidelijk wordt wie precies waarvoor verantwoordelijk is en hoe je die verantwoordelijkheid vervolgens neemt. Eerder bespraken we al dat veel cliënten moeite hebben verantwoordelijkheid te nemen voor hun gezondheid, zoals ook veel hulpverleners moeite hebben om de verantwoordelijkheid voor bepaalde keuzes juist bij de patiënt of cliënt te laten. Bij de kernvraag in dit hoofdstuk – wat zijn voor mij passende keuzes? – zijn vragen over verantwoordelijkheid, doelen, passende strategieën, consequenties en motivatie aan de orde. Door deze thema's steeds vanuit een vraagstelling in het gesprek te brengen, ontstaat vanzelf een dialoog waarin cliënt en leefstijlcoach tot passende keuzes komen. Het begrip passend heeft hier vele betekenissen en heeft betrekking op individuele verantwoordelijkheid, doelstellingen, strategieën en motivatie.

5.2   Casus

Mark (39) meldt zich na overleg met de huisarts bij een leefstijlcoach met de volgende vraag: 'Ik ben onlangs geconfronteerd met een ziekenhuisopname vanwege hartklachten en heb twee dagen op de hartbewaking doorgebracht. Ik ben me rot geschrokken en ik wil heel graag voorkomen dat dit nog een keer gebeurt. Kunt u mij daarbij helpen?' Voor we op deze vraagstelling een goed onderbouwd antwoord kunnen formuleren, is het van belang dat we iets meer te weten komen over Mark. We nodigen Mark uit zijn verhaal te vertellen en faciliteren hem ook echt zijn eigen verhaal te vertellen.

SCHOK
'Vier weken geleden kwam ik thuis na een zware week in het buitenland. Ons bedrijf stond daar op een beurs en dat zijn meestal heftige

weekjes. Naast alle voorbereidingen ter plekke, sta je de hele dag te praten en folders uit te delen, en aan het einde van de dag gaan we dan vaak met de jongens nog even een hapje en een drankje doen. Het wordt dan vaak een latertje, maar de volgende dag sta je toch weer om 6.30 uur naast je bed. Je kunt je dus wel voorstellen dat je na zo'n week doodmoe thuiskomt.

Het was zondagavond en ik ging na thuiskomst op bed *Studio Sport* kijken. En toen gebeurde het. Van het ene op het andere moment voelde ik een enorme onrust in mij opkomen, mijn borstkas leek wel een flipperkast. Annemarie, mijn vrouw, probeerde direct mijn pols te voelen, maar voelde niets. Zij heeft jarenlange ervaring als verpleegkundige. Ik herinner me goed dat ik dacht: het kan toch niet zo zijn dat mijn hart stilstaat? Dan moet ik nu toch wegraken of zo?

We hebben direct de huisartsenpost gebeld en advies gevraagd. Men adviseerde ons naar de eerste hulp te gaan. Er werd geconstateerd dat mijn hart te snel klopte - wel 185 slagen per minuut - en ik had ook een veel te hoge bloeddruk. Ik werd aangesloten op allerlei apparaten waarop van alles te zien was over mijn hartfunctie. Ik kreeg de keuze tussen een infuus of een elektrische schok, om mijn hartritme weer te normaliseren. Natuurlijk koos ik voor het eerste; ik moest er niet aan denken om van die stroomstoten door mijn lijf te krijgen. Wat ik me niet realiseerde, was dat zo'n behandeling met infuus veel trager gaat. Het duurde uren voordat ik er iets van merkte.

Het werd een donkere en angstige nacht, ik heb urenlang naar al die apparaten liggen kijken, tot mijn hartslag eindelijk normaliseerde. De volgende ochtend kwam Annemarie met de kinderen en moest ik erg mijn best doen om niet in huilen uit te barsten. Ik zag de schrik in hun ogen en realiseerde me: het roer moet om.'

NEGEREN VAN SIGNALEN

Drie maanden geleden heeft Mark voor het eerst in zijn leven ruzie gehad met zijn oudste zus Janet. Zij wierp hem voor de voeten dat hij al maanden niet meer van zich had laten horen en de verjaardagen van haar kinderen was vergeten. Mark besefte dat er achter haar boosheid ook bezorgdheid schuilging. Zorgen werden uitgesproken over de hoeveelheid werk en de stress die daarmee gepaard ging. Janet kent haar jongere broer maar al te goed. Achter een façade van flair en overtuigingskracht gaat iemand schuil die wakker kan liggen van alledaagse spanningen en zorgen. Mark weet heel goed waar zij het over heeft en trekt zich de kritiek en de geuite zorgen aan. Maar tegelijkertijd voelt hij zich niet zo goed in staat hierin echte keuzes te maken.

Dat wat hem in zijn werk zo goed af gaat, blijkt steeds weer lastig te realiseren in zijn persoonlijke leven.

Sinds twee jaar gebruikt Mark dagelijks Ventolin® omdat hij het vaak benauwd heeft, zeker als hij zich lichamelijk inspant. Ook heeft hij sinds vier jaar een te hoge bloeddruk, maar neemt - ondanks het advies van zijn huisarts - geen medicijnen om dit te normaliseren. Tot nu toe was Mark niet in staat om de factoren in zijn leefstijl die hier mogelijk mee samenhangen te veranderen. Hij rookt een pakje sigaretten per dag, sport al jaren niet meer, beweegt op zijn werk nauwelijks en ervaart al jaren een hoge werkdruk. Als hij denkt aan zijn onvermogen deze leefpatronen te doorbreken, hoort hij de woorden van zijn ouders: 'ken niet ligt op het kerkhof en kan niet ligt ernaast.'

GEVOEL VAN HULPELOOSHEID

Er is iets veranderd in het zelfbeeld van Mark. Daar waar hij zichzelf als maatschappelijk succesvolle man soms bijna 'onaantastbaar' voelde is hij nu onzeker over van alles en nog wat. Zelfs de meest eenvoudige beslissingen en keuzes vallen hem zwaar. De cardioloog in het ziekenhuis meldde dat hij geen echte pathologie van het hart had aangetroffen. Het ging om een aanval van verhoogd hartritme, waarschijnlijk samenhangend met vermoeidheid en uitputting, een jarenlange hoge bloeddruk, een slechte conditie en mogelijk indirect ook met het roken. Het is Mark volledig duidelijk dat het roer om moet, maar als hij zichzelf de vraag stelt hoe hij dat nu precies moet doen, blijft het stil van binnen.

5.3   Doel van deze fase

Als uitkomst van de eerste fase van de methodiek kan er bij de cliënt een besef van persoonlijk risico zijn ontstaan en daarmee een gevoel van urgentie om tot verandering te komen. (Zo heeft Mark na de ziekenhuisopname een krachtig besef ontwikkeld van een persoonlijk risico en voelt een sterke urgentie om zijn gezondheidsprobleem aan te gaan pakken.) Nu is het noodzakelijk dat de cliënt passende keuzes maakt en dat deze keuzes leiden tot gedragsverandering. Om hem hierbij te begeleiden is het belangrijk de vragen te stellen die zijn weergegeven in figuur 5.1.

Doel van deze vragen is de cliënt te helpen bij het maken van goed doordachte keuzes, die enerzijds aansluiten bij de bestaande leefstijlproblemen en anderzijds bij de doelen die de cliënt zich voor de toekomst stelt. Het is hierbij van groot belang dat de cliënt niet gaat voor een 'quick fix', maar werkelijk de tijd neemt om stil te staan bij

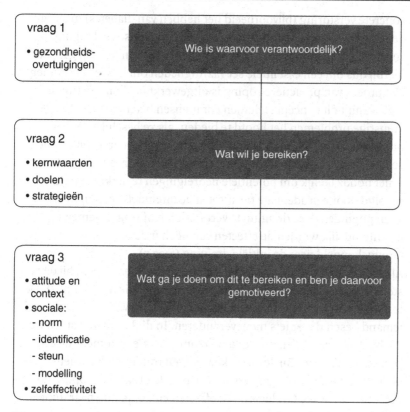

Figuur 5.1 *Vragen en thema's in fase 2.*

de toekomstige waarde van een leefstijlverandering. Dit resulteert in een krachtigere en meer duurzame motivatie om tot ander gedrag te komen, dan wanneer de cliënt alleen denkt in doelen zoals: 'ik wil tien kilo afvallen', of: 'mijn buikomvang moet met twaalf centimeter afnemen.' Dit kan onder meer door stil te staan bij belangrijke kernwaarden in het leven van de cliënt en hoe de leefstijlverandering hieraan kan bijdragen. Antwoorden op deze vragen leiden uiteindelijk tot een veranderstrategie en proactieve coping of reactieve coping. Het is de uitdaging voor de cliënt om een veranderstrategie te kiezen die optimaal bij hem en zijn omgeving past.

PROACTIEVE COPING
Wanneer een cliënt nog geen ziekte of aandoening heeft, is een leefstijlverandering een preventieve actie. Het concept proactieve coping beschrijft hoe mensen omgaan met gebeurtenissen die mogelijk negatieve gevolgen hebben voor hun gezondheid of gevoel van welzijn. Het gaat hier dus nadrukkelijk niet om het reageren op een actuele en

concrete verstoring (bijvoorbeeld het hebben van diabetes) maar om de manier waarop iemand reageert op een toekomstige dreiging (bijvoorbeeld longkanker door roken). In het kader van leefstijl gaat het hierbij dus om een essentiële set vaardigheden om iets te voorkomen. Het proces van proactieve coping is uitgewerkt in vijf fasen (figuur 5.2). Vanuit dit concept stelt men dat mensen beter in staat zijn toekomstige problemen het hoofd te bieden, als ze beschikken over hulpbronnen en hulpmiddelen. Met name een uitgebreid en steunend sociaal netwerk speelt hierbij een belangrijke rol (fase 1). Vervolgens is het noodzakelijk om potentiële bedreigingen te herkennen (fase 2), gevolgd door een adequate taxatie van de uiteindelijke dreiging (fase 3) en pogingen deze dreiging te verminderen of weg te nemen (fase 4). Uiteindelijk worden de effecten van het handelen geëvalueerd en teruggekoppeld naar de initiële dreiging (fase 5).

Al eerder stonden we stil, zonder dit specifiek te benoemen, bij de eerste drie fasen van het concept proactieve coping (zie hoofdstuk 4). De leefstijlcoach kan deze items bespreken in de fase van coaching waarin iemand beseft dat er iets moet veranderen. In dit hoofdstuk staan we stil bij de voorwaarden die nodig zijn om tot actie te komen (fase 4 van proactieve coping). Bij de latere kernvragen rondom het komen tot ander gedrag en de borging ervan, vormen de proactieve coping-competenties uit fase 5 (evalueren van effecten en koppeling naar initiële dreiging) een belangrijke basis.

Meten. Proactieve coping-vaardigheden worden in diverse publicaties in verband gebracht met een toegenomen mogelijkheid regie te voeren over de eigen gezondheid en kunnen in kaart worden gebracht met de UPCC. Het mag duidelijk zijn dat deze competenties een essentiële rol spelen bij de preventie van allerlei gezondheidsproblemen.

REACTIEVE COPING

Wanneer mensen een aandoening of ziekte hebben wordt de reactie op die dreiging reactieve coping genoemd. Deze bedreiging kan worden gezien als een stressor. In het geval van reactieve coping worden stressoren beschreven als interne of externe eisen die mensen uit balans kunnen brengen en dus een potentiële dreiging vormen voor zowel het lichamelijke als psychologische welzijn. Deze dreiging wordt in twee stadia ingeschat. De primaire inschatting is een inschatting van de dreiging die snel plaatsvindt bij een eerste ontmoeting en verloopt niet of nauwelijks bewust. De tweede inschatting heeft betrekking op de eigen mogelijkheden om de dreiging het hoofd te bieden (coping).

gedragsbehoud

• evalueren effecten van het handelen en terugkoppeling naar de initiële dreiging (attributie)

bewustwording probleemverkenning

• Fase 1: hulpbronnen en middelen
• Fase 2: herkennen potentiële bedreigingen
• Fase 3: adequate taxaties

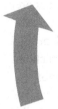

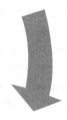

van keuze naar gedrag

• Fase 4b: poging om de dreiging te verminderen of uit de weg te gaan

probleemanalyse en keuzes maken

• Fase 4a: keuze van de poging om de dreiging te verminderen of uit de weg te gaan

Figuur 5.2 *Proactieve coping-competenties.*

Coping wordt van oudsher onderverdeeld in emotieregulerende en probleemgeoriënteerde coping.

Indien mensen geconfronteerd worden met een gezondheidsprobleem, zal eerst een (meestal onbewuste) inschatting plaatsvinden van de dreiging die dit met zich meebrengt. Het proces van coping zal zich richten op het omgaan met die dreiging, waarna de tweede inschatting plaatsvindt. De uitkomsten van deze tweede inschatting hebben vooral betrekking op de mogelijkheden controle op de dreiging te kunnen uitoefenen. De manier waarop mensen omgaan met (potentiële) verstoringen van hun gezondheid, heeft een belangrijke invloed op hun uiteindelijke gedrag in relatie tot ziekte en gezondheid.

Meten. Coping wordt in het Nederlandse taalgebied onder andere gemeten met de Utrechtse Coping Lijst (UCL), waarmee verschillende vormen van coping in kaart worden gebracht als een persoonlijkheidsstijl. De UCL bestaat uit 47 items verdeeld over zeven schalen: Actief aanpakken, Palliatieve reactie, Vermijden, Sociale steun zoeken, Passief reactiepatroon, Expressie van emoties en Geruststellende gedachten.

5.4   Vraag 1. Wie is waarvoor verantwoordelijk?

Als er een besef en een gevoel van urgentie is ontstaan, is het van groot belang dat cliënten ook accepteren dat zij zelf 'probleemeigenaar' zijn. Vanzelfsprekend kan iemand ondersteuning zoeken bij een professional, maar uiteindelijk ligt de verantwoordelijkheid voor het veranderen bij de persoon zelf. Het antwoord op de vraag wie uiteindelijk verantwoordelijk is, wordt - als het gaat om (dreigende) gezondheidsproblemen - onder andere bepaald door innerlijke overtuigingen. Een cliënt die wel een probleem ziet maar zich er niet verantwoordelijk voor voelt, zal niet snel geneigd zijn om het probleem zelf op te lossen. We zien dit patroon geregeld in het consumptiegedrag van cliënten in de gezondheidszorg. De professionele behandelaar wordt dan min of meer verantwoordelijk geacht om het ontstane probleem op te lossen of er de regie in te nemen.

Een andere belangrijke overtuiging met betrekking tot verantwoordelijkheid heeft betrekking op de financiën. Gedeelde verantwoordelijkheid betekent immers ook het nemen van financiële verantwoordelijkheid, wanneer dit mogelijk is.

Deze persoonlijke overtuigingen zijn sterk bepaald door de sociaal culturele achtergrond van mensen, bijvoorbeeld wat betreft cultuur, sociale positie, opleidingsniveau, religie en politieke overtuigingen. Het samen met de cliënt bewust stilstaan bij de eigen verantwoordelijkheid en overtuigingen kan heel zinvol zijn, vooral bij cliënten die moeite of weerstand hebben om die verantwoordelijkheid te nemen.

METEN

Tegelijkertijd met de interventie kan het thema verantwoordelijkheid ook gemeten worden. De hamvraag is of mensen zich verantwoordelijk voelen om actief hun gedrag te veranderen of dat ze deze verantwoordelijkheid buiten zich plaatsen.

INTERVENTIE

Een manier om het thema verantwoordelijkheid bespreekbaar te maken, is deze schematisch weer te geven (zie tabel 5.1).

Bij de bespreking van verantwoordelijkheid komt er vaak een vorm van weerstand naar boven. Het is essentieel dat je daar als leefstijlcoach extra alert op bent. Het blijkt vaak dat verantwoordelijkheid voelen en verantwoordelijkheid nemen twee verschillende aspecten zijn. Het

Mijn verantwoorde-lijkheid	Gedeelde verant-woordelijkheid	Wie of wat	Verantwoordelijk-heid anderen	Wie of wat
Proces				
Keuze maken			De juiste informatie geven	Leefstijlcoach of arts
Een manier van be-wegen vinden die be-taalbaar is voor mij	Manieren aandragen van betaalbare be-weegvormen	Leefstijlcoach		
Gedrag				
Tweemaal per week naar de wandelver-eniging	Verantwoorde op-bouw begin training	Fysiotherapeut	Juiste begeleiding	Trainer
Tijd maken in mijn drukke bestaan				
Steun zoeken wan-neer ik het moeilijk heb			Steun geven wanneer ik het moeilijk heb	

Tabel 5.1 Voorbeelden van verschillende verantwoordelijkheden.

je verantwoordelijk voelen is een belangrijke stap, maar je hebt ook vaardigheden nodig om actief allerlei keuzes te maken om de eigen gezondheid te beïnvloeden. Bij het nemen van verantwoordelijkheid wordt verondersteld dat mensen ook actief iets gaan doen. Het gemak waarmee iemand in actie komt, verschilt nogal van mens tot mens. In de volgende paragrafen staan we stil bij thema's die belangrijk zijn bij het actief verantwoordelijkheid nemen.

5.5   Vraag 2. Wat wil je bereiken: Kernwaarden

Nadat het begrip verantwoordelijkheid aan de orde is geweest, moeten de beweegredenen van de cliënt duidelijk worden. Het bespreken van kernwaarden helpt antwoord te geven op vragen zoals: 'waarom wil je afvallen?', of: 'waarom wil je stoppen met roken?' Kernwaarden zijn afspiegelingen van zaken die voor mensen belangrijk zijn en verschil-len van persoon tot persoon. Kernwaarden zijn sterk gekoppeld aan het begrip identiteit (zie hoofdstuk 7). Voorbeelden van kernwaarden vind je in tabel 5.2.

Het koppelen van doelen aan belangrijke kernwaarden kan helpen om de gedragsverandering meer te verankeren. Dit biedt tevens de mogelijkheid om naast het evalueren op fysieke effectmaten (bijvoor-beeld gewicht of omvang) te evalueren op elementen van kwaliteit van leven. Er schuilt immers een gevaar in het stellen van doelen als de evaluatie van succes of falen alleen wordt bepaald door de weeg-

Tabel 5.2 Kernwaarden.	
Liefde	Kameraadschap
Orde	Respect
Balans	Zelfstandigheid
Erkenning	Loyaliteit
Betrokkenheid	Onafhankelijkheid
Gerechtigheid	Macht
Groei	Lust
Familie	Plezier
Geluk	Rust
Veiligheid	Creativiteit
Vrijheid	Zekerheid
Echtheid	Prestatie

schaal of het meetlint. Het er samen met de cliënt bij stilstaan welke levenswaarden nu precies in het geding zijn of op termijn zullen komen, levert een grote bijdrage aan de diepere borging van de wil tot gedragsverandering.

METEN
De invuloefening die gebruikt wordt bij de interventie is tegelijkertijd het evaluatie-instrument voor het thema waarden.

INTERVENTIE
Kernwaarden kunnen binnen verschillende domeinen in kaart gebracht worden (zie figuur 5.3). Een voorbeeld van een kernwaarde voor veel mensen is het vermogen autonoom in het leven te kunnen staan. Op het moment dat iemand verbanden gaat leggen tussen een slechte gezondheid, de eigen leefstijl en het op den duur inleveren van autonomie, kan er een koppeling ontstaan tussen leefstijl en belangrijke kernwaarden die nu of in de toekomst onder druk komen te staan.

Vanuit de motiverende gespreksvoering zijn hier interventies aan de orde zoals het ombuigen van weerstand, het herkennen en versterken van verandertaal en het exploreren van ambivalentie. Met name dat laatste laat zich goed lenen voor het verkennen van verschillende kernwaarden die vanwege de leefstijl in het geding zijn.

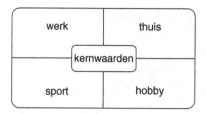

Figuur 5.3 *Kernwaarden gekoppeld aan verschillende levenssferen.*

5.6 Vraag 2. Wat wil je bereiken: Doelen

Doelen worden vaak verward met gedragingen, zoals sporten. Sporten is op zich een vorm van gedrag, maar de effecten die het heeft kunnen onderdeel zijn van een (sub)doel, zoals fit worden en/of plezier hebben. Doelen zijn te formuleren in termen van feiten (bijvoorbeeld: 'ik wil een goede bloedsuikerwaarde') en in termen van gevoel (bijvoorbeeld: 'ik wil me energiek voelen'). Gevoelswaarden liggen veel dichter tegen kernwaarden aan. Op het moment dat aan basale behoeften is voldaan (bijvoorbeeld voedsel en water) zijn gevoelsmatige behoeften in belangrijke mate richtinggevend voor gedrag. Dit betekent dat de leefstijlcoach over zowel feitelijke als gevoelsmatige doelen moet spreken. Daar waar het gevoelsmatige doelen betreft, is de cliënt expert. Het is aan de leefstijlcoach om samen met de cliënt de voorwaarden (subdoelen) te stellen die nodig zijn om deze gevoelsmatige doelen (hoofddoel) te halen.

METEN
In het geval van doelen is de interventie tevens het evaluatie-instrument.

INTERVENTIE
Vaak blijken er, bij doorvragen op doelen, allerlei gekoppelde (sub)doelen te zijn (bijvoorbeeld: 'ik wil graag weer fatsoenlijk in mijn kleren passen; ik draag de helft niet meer omdat ze me niet meer passen', of: 'ik wil binnen een aantal weken drie trappen op kunnen lopen zonder buiten adem te raken'). Het koppelen van doelen aan specifieke contexten waarin mensen aan kwaliteit van leven lijken in te leveren (zoals bij 'cues to action', zie hoofdstuk 4) kan leiden tot heel tastbare doelen. Deze kunnen vervolgens worden gekoppeld aan een relevante context en laten zich vaak ook evalueren op het effect op de kwaliteit van leven.

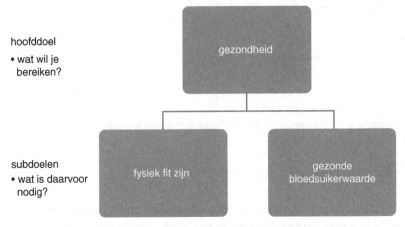

hoofddoel
• wat wil je
  bereiken?

gezondheid

subdoelen
• wat is daarvoor
  nodig?

fysiek fit zijn

gezonde
bloedsuikerwaarde

Figuur 5.4 *Indeling doelen. Het aantal subdoelen is in theorie onbeperkt, maar wordt hier voor de overzichtelijkheid beperkt weergegeven.*

Soms is het nodig om met de cliënt stil te staan bij een prioritering van doelen en bijbehorende routes.

> Mark wil misschien wel vier of vijf doelen nastreven, zoals stoppen met roken, verbeteren van de lichamelijke conditie, afvallen en anders omgaan met werkdruk. Het is nuttig in zo'n situatie stil te staan bij de hoeveelheid doelen, en de gestelde termijn. Misschien is het voor Mark een goed idee om eerst te stoppen met roken en de lichamelijke conditie te verbeteren, om pas later aan de slag te gaan met gericht afvallen. Je kunt tenslotte niet alles tegelijk en sommige doelen combineren makkelijker dan andere.

Over het algemeen hebben mensen een grotere slaagkans bij het stoppen met roken als dit wordt gecombineerd met duursporten. Het organiseren, prioriteren en koppelen van doelen is in deze fase helpend om de succesfactor te vergroten. Als 'partners in health' kunnen leefstijlcoach en cliënt hierin tot keuzes komen die passen bij doel, cliënt en context. Methodieken zoals motiverende gespreksvoering en gezamenlijke besluitvorming zijn voorbeelden van communicatievormen voor coach en cliënt die hier helpend zijn. Het accent kan in deze fase komen te liggen op verandertaal en het exploreren van ambivalentie.

5.7   Vraag 2. Wat wil je bereiken: Strategieën

Zodra mensen duidelijk voor de geest hebben wat ze willen bereiken, kun je bespreken hoe ze deze doelen kunnen bereiken. Zo'n strategie is een verzameling gedragingen en daarmee veel globaler dan gedrag.

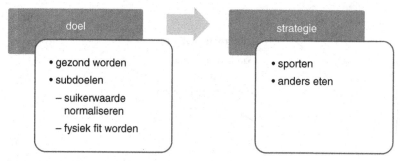

Figuur 5.5 *Strategieën koppelen aan doelen.*

METEN

In het geval van doelen is de interventie tevens het registratie-instrument.

INTERVENTIE

Wanneer de strategieën bijvoorbeeld 'sporten' en 'anders eten' zijn, betekent dit niet automatisch dat met beide strategieën tegelijkertijd begonnen moet worden. Mogelijk kunnen er verschillende strategieën geformuleerd worden. In dat geval is het wellicht verstandiger om ze na elkaar op te starten of te combineren. Het is dan ook zinnig om aan een tijdpad te werken (zie figuur 5.6).

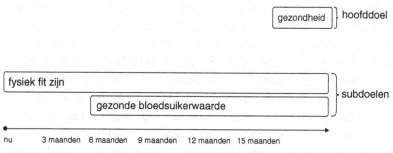

Figuur 5.6 *Tijdsfasering van subdoelen en bijbehorende strategieën.*

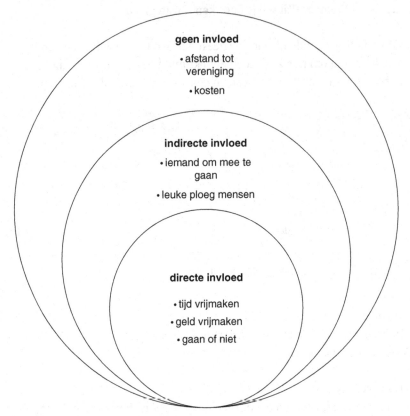

Figuur 5.7 *Cirkels van invloed.*

Het beginnen met een nieuwe strategie kan afhankelijk zijn van tijd (bijvoorbeeld: 'na drie maanden starten met anders eten') of van het bereiken van een doel of subdoel (bijvoorbeeld: 'bewegen in mijn leven ingebouwd hebben').

Bij de bespreking van strategieën wordt het de cliënt steeds duidelijker wat het concreet betekent om de gestelde doelen te realiseren. Net als bij verantwoordelijkheid komt hierbij vaak een vorm van weerstand naar boven. Het is essentieel dat je daarop als leefstijlcoach bij de bespreking extra alert bent. Deze weerstand blijkt veelal te berusten op een gevoel van onmacht (bijvoorbeeld: 'daar kan ik niets aan doen'). Wanneer mensen zich vooral concentreren op dingen die zij - terecht of onterecht - niet kunnen, zal een verandering uitblijven of zeer kwetsbaar zijn. Een model om deze manier van denken te doorbreken, is het met de cliënt invullen van 'cirkels van invloed' (zie figuur 5.7). Het doel van deze oefening is dat de cliënt zich, nadat de cirkels ingevuld zijn, gaat concentreren op zaken die ze wel kunnen beïnvloeden, direct of indirect. Barrières die mensen opwerpen als een uiting van weerstand, kunnen op deze manier geïdentificeerd worden. Het is over het algemeen niet zinnig om energie te verspillen aan zaken die je niet kunt beïnvloeden; deze worden daarom geparkeerd. Het heeft des te meer zin om energie te steken in dingen die je direct en indirect kunt beïnvloeden. Wanneer de cliënt zich desondanks blijft richten op dingen die niet te beïnvloeden zijn, is dit in de regel een uiting van weerstand tegen de verandering zelf en dient de onderliggende motivatie (nogmaals) besproken te worden.

Om mensen te ondersteunen bij het kiezen van strategieën worden steeds meer digitale hulpmiddelen ontwikkeld. Voorbeelden hiervan zijn de elektronische patiëntenbrieven van het Nederlands Huisartsen Genootschap, doelgroepspecifiek online-videomateriaal, 'decision aids' en e-coaching.

> Relevante interventies uit de motiverende gespreksvoering zijn hier het ombuigen van weerstand en het herkennen en versterken van verandertaal.

5.8 Vraag 3. Ben je gemotiveerd?

Na de keuze voor het veranderen van bepaalde elementen van de leefstijl, is het zaak om tot een concrete voorstelling te komen. Hoe ziet dat andere gedrag er nu precies uit? En is de cliënt gemotiveerd om dat gedrag ook te vertonen? In deze stap is het essentieel om samen tot een vorm van gedrag te komen die past bij de cliënt en zijn omgeving. Niet alleen het doel maar ook de weg ernaartoe moet bevredigend zijn. Dit idee van persoon-omgeving-fit staat centraal in dit hoofdstuk en is een voorwaarde voor een succesvolle gedragsverandering.

STRATEGIE

Op het moment dat het helder is wat de cliënt wil bereiken, zijn er vaak verschillende mogelijkheden om die (sub)doelen te bereiken. Stel dat de cliënt fysiek fit wil worden, dan kan dit op vele manieren. In essentie zal iemand meer of anders moeten gaan bewegen, maar de specifieke invulling daarvan ligt nog helemaal open. Leefstijlcoach en cliënt kunnen samen de concrete gedragingen benoemen die passen bij het doel, de gekozen strategie, de cliënt en zijn omgeving.

Om te toetsen of het gedrag ook bij de persoon en de omgeving past, stellen we de cliënt de vraag in hoeverre hij gemotiveerd is. Deze vraag gaat zowel over persoonlijke als over omgevingsfactoren. De thema's

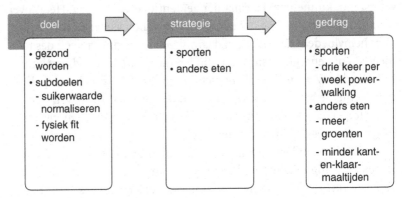

Figuur 5.8 *Doel, strategie en gedrag.*

attitude, sociale invloeden en zelfeffectiviteit geven richting aan het antwoord op deze vraag en vormen daarmee een leidraad voor de gespreksthema's.

5.9   Vraag 3. Ben je gemotiveerd: Attitude

In het kader van leefstijlverandering omschrijft men attitude als een houding ten opzichte van specifiek gedrag en de consequenties die dit gedrag kan hebben. Houdingen (attituden) ten opzichte van gezond eten (gedrag) zouden de volgende kunnen zijn. Wanneer ik gezond eet dan:
– vermindert dit het risico op hart- en vaatziekten;
– zal ik afvallen;
– kan ik minder genieten van eten;
– zal mijn eten duurder worden;
– zal dit mij geruststellen, omdat ik risico's verklein.

Deze voorbeelden laten zien dat attituden zowel cognitief (positief en negatief) als emotioneel (positief en negatief) gelabeld kunnen worden. Over het algemeen is de invloed van emotionele attituden sterker gekoppeld aan gedrag dan de invloed van cognitieve attituden.

Tabel 5.3 Onderverdeling attituden.			
Cognitief		Emotioneel	
Positief	Negatief	Positief	Negatief

In veel gevallen lijken attituden met elkaar te concurreren (bijvoorbeeld: 'ik vind chocola lekker, maar het is niet goed voor mij', of: 'ik vind roken prettig, maar anderen vinden het stinken. Dat vind ik niet leuk'). In recente literatuur over attitude wordt onderscheid gemaakt tussen een automatisch verlopende, impliciete attitude en een expliciete attitude (die veel cognitiever gevormd wordt). Er wordt in dit opzicht ook wel gesproken van duale attituden. De aanname is dat impliciete attituden veel stabieler zijn dan expliciete attituden en zich zo minder makkelijk laten beïnvloeden. In het geval dat iemand vertelt dat hij gezond leven belangrijk vindt (expliciete attitude), kan hij op sommige momenten toch ongezond leven. De vraag dient zich aan wat hij dan echt vindt.

Een ander bekend voorbeeld uit studies die gaan over duale attituden gaat over racisme. Wanneer mensen gevraagd wordt of ze racistisch zijn, antwoorden de meesten ontkennend. Maar toch gedragen mensen zich bij verschillende bevolkingsgroepen anders. In beide gevallen kan de ene (expliciete) attitude overschaduwd worden door een concurrerende impliciete attitude. Dit gebeurt vooral op momenten dat de cognitieve capaciteit ontoereikend is (bijvoorbeeld tijdens perioden van emotie, stress of vermoeidheid).

Samenvattend: impliciete attituden zijn beter te achterhalen door naar gedrag te kijken, verlopen vaak onbewust en automatisch (bijvoorbeeld bij snelle beslissingen) en zijn veel stabieler in de tijd.

> Voor Mark geldt dat hij zal aangeven sportief bewegen heel belangrijk te vinden, terwijl dat de afgelopen jaren feitelijk uit zijn agenda is verdwenen. Kennelijk is er ook bij hem sprake van concurrerende attituden.

Dit heeft als consequentie dat informatie van buitenaf (bijvoorbeeld meningen van en gesprekken met anderen) in eerste instantie invloed hebben op expliciete attituden. Ervaringen daarentegen raken veel meer aan impliciete attituden, vooral wanneer deze sterk emotioneel gekleurd zijn (bijvoorbeeld negatieve ervaringen met sporten of, in het voorbeeld van racisme, bepaalde bevolkingsgroepen).

METEN

Een attitude kan zowel gaan over het gedrag (bijvoorbeeld: 'ik vind sporten leuk', of: 'ik vind sporten niet leuk') als over het uiteindelijke resultaat (bijvoorbeeld: 'wanneer ik sport, zorg ik goed voor mijn gezondheid', of: 'sporten zorgt ervoor dat minder risico loop'). Bij het identificeren van attituden is het altijd zinvol om naar specifieke resultaten en specifieke gedragingen te kijken. De vraag: 'wat vind je van sporten?', is niet specifiek genoeg. Dat hangt in veel gevallen af van de aard van de sport, de context, de mensen, enzovoort. Uiteindelijk zullen mensen een afweging maken tussen de positieve en negatieve attituden, zoals in een kosten-batenanalyse. Deze afweging bepaalt in sterke mate welke voorkeur mensen hebben voor de oplossing van het probleem.

Expliciete attituden worden achterhaald door ernaar te vragen en zijn vooral voorspellend op momenten dat mensen voldoende cognitieve capaciteit hebben om met hun houding richting te geven aan hun gedrag. Het schema in tabel 5.4 kan gebruikt worden om onderscheid te maken tussen affectieve en cognitieve attituden.

Tabel 5.4 Inventarisatie van cognitieve en emotionele attituden.				
	Cognitief		Emotioneel	
	Positief	Negatief	Positief	Negatief
Gedrag 1 (roken)	roken helpt me te ontspannen	mijn partner heeft er last van	roken geeft mij het gevoel er bij te horen	ik wil niet afhankelijk zijn van een sigaret
Gedrag 2 (sporten)	sporten is goed voor mijn gezondheid	het lidmaatschap van de sportschool is erg duur	sporten geeft me het gevoel krachtig te zijn	ik vind duursport niet leuk

Voor impliciete attituden geldt dat er een poging gedaan wordt deze te meten, door mensen in situaties te brengen waar ze geen tijd hebben om na te denken maar toch een keuze moeten maken. Dit soort situaties zijn lastig na te bootsen en lijken dus ongeschikt voor de praktijk van de leefstijlcoach. Wel is er een mogelijkheid om te vragen naar gedragingen tijdens eerdere ervaringen, met de kanttekening dat deze gedragingen niet alleen afhankelijk zijn van attituden.

INTERVENTIE
Voor de leefstijlcoach is het de uitdaging om stil te staan bij de attituden die zowel gekoppeld zijn aan het concrete gedrag dat nodig is, als aan de uiteindelijke uitkomst van dat gedrag (het doel). Wanneer mensen het gedrag niet of al langere tijd niet hebben vertoond (bijvoorbeeld sporten), is het noodzakelijk dat zij ervoor openstaan om dit gedrag uit te voeren (bijvoorbeeld met een proefabonnement). Wanneer zij hier niet voor openstaan kan dit een vorm van weerstand zijn.

Mensen kunnen een negatieve attitude hebben ten aanzien van het gedrag dat nodig is om hun doel te bereiken. Voorbeelden hiervan zijn: 'ik hou niet van sporten. Nooit gedaan ook', 'Ik hou van lekker eten. Dan kan ik dat niet meer doen', of: 'roken zorgt voor mij voor gezelligheid. Wanneer ik stop, zal mijn leven een stuk minder gezellig zijn'). Dan is het noodzakelijk om gedragsalternatieven te bespreken. Voorbeelden hiervan zijn: 'wat maakt sporten onaantrekkelijk?', 'hoe zou sporten eruit moeten zien, wil het aantrekkelijk voor je worden?', 'kun je bedenken hoe je zowel lekker als gezond kan eten?', of: 'welke zaken dragen nog meer bij aan gezelligheid?'). Deze strategie zal vooral invloed hebben op de expliciete attituden.

Het belangrijkste wapen dat een leefstijlcoach in handen heeft is: het ervaren. In de voorgaande oplossingen wordt vooral de weg van het gesprek gekozen, met als doel attituden zowel in kaart te brengen als te veranderen. Dit zal voor expliciete attituden deels lukken. Maar attituden veranderen ook door gewoonweg te doen. Een roker zal het niet-roken aanvankelijk wellicht als afschuwelijk ervaren, maar gaandeweg hopelijk als een bevrijding. Sporten kan leuk worden, zodra de cliënt het langer doet. De lol en uitdaging van gezond koken kunnen pas worden ervaren als iemand ermee aan de slag gaat.

Onze ervaring is dat de belangrijkste attitude met betrekking tot veranderen vaak plezier is. Wanneer mensen het gedrag als plezierig of aangenaam ervaren, zijn ze ook veel eerder geneigd datgene voor langere tijd te doen wat nodig is. Soms is bepaald gedrag zo belangrijk dat mensen het volhouden, ondanks het ontbreken van plezier (bijvoorbeeld: 'ik vind sporten niks, maar als ik het niet doe dan ...'). Wanneer iemand langere tijd ervaren heeft dat sporten leuk is - en dat eerst niet vond - zal zijn attitude ten opzichte van sporten veranderen. Ook hier kan er weer sprake zijn van een duale attitude. De nieuwe attitude heeft de oude niet vervangen; ze bestaan beide. Het duurt over het algemeen maanden tot jaren voor een oude attitude is weggesleten en is vervangen door de nieuwe.

> Het herkennen en ombuigen van weerstand is in deze fase essentieel.

5.10 Vraag 3. Ben je gemotiveerd: Zelfeffectiviteit

Als eenmaal is nagedacht over welk gedrag nu specifiek nodig is om de geformuleerde doelen te halen, heeft ieder mens een verwachting of

het noodzakelijke gedrag ook haalbaar is. Soms kan een einddoel zo
ver weg liggen of zodanig buiten bereik lijken te liggen, dat de moed
in de schoenen zinkt. De mate waarin mensen zelf inschatten vertrouwen te hebben dat ze het benodigde gedrag ook werkelijk kunnen vertonen, is een belangrijke invloed op de motivatie tot verandering. Deze
inschatting heeft betrekking op een drietal componenten:
– moeilijkheidsgraad of complexiteit van het gedrag;
– generaliseerbaarheid van het gedrag ('kan ik het in verschillende
  contexten?');
– mate van zelfstandigheid ('kan ik het zonder hulp?').

De verwachting die mensen hebben over hun eigen effectiviteit is een
van de belangrijkste voorspellers voor een succesvolle gedragsverandering. Het is bijvoorbeeld bij faalangst een van de belangrijkste
factoren. Zelfeffectiviteit is niet hetzelfde als zelfvertrouwen. Zelfvertrouwen is heel algemeen en is voorspellend bij een breed scala aan
situaties, terwijl zelfeffectiviteit zeer situatie- en contextspecifiek is.
Iemand kan veel er vertrouwen in hebben uiteindelijk tien kilometer te
kunnen hardlopen, maar dit kan voor vijftien kilometer al heel anders
zijn. Hetzelfde geldt voor hardlopen buiten of op de loopband in een
sportschool. Gesteld kan worden dat mensen ergens niet aan beginnen wanneer ze ervan overtuigd zijn dat het toch niet gaat lukken.
Anderzijds zijn mensen ook niet snel geneigd om dingen te doen die te
makkelijk zijn.
Het is op zich heel logisch dat mensen twijfelen aan hun vermogen bepaalde doelen te halen en het bijhorende gedrag te vertonen. Iemand
die al twintig jaar overgewicht heeft, pijnlijke stramme knieën en
weinig ervaring met sportief bewegen, zal niet per se optimistisch zijn
over de eigen mogelijkheden om binnen een bepaalde termijn te voldoen aan de bewegingsnorm, laat staan aan de Fitnorm. Het is essentieel dat iemand bij de gekozen veranderstrategie en het bijpassende
gedrag een hoge effectiviteitsverwachting heeft.

METEN
Zelfeffectiviteit wordt over het algemeen gemeten met een VAS. Belangrijk is om te vermelden dat de vraag die gesteld wordt zeer specifiek moet zijn (bijvoorbeeld: 'hoe groot is het vertrouwen dat je over
twee maanden drie kilo bent afgevallen, wanneer je daarbij begeleiding krijgt door een diëtist en trainer, je samen met een vriendin kan
sporten en niet in een stressvolle situatie terechtkomt?'). Pas bij deze
specificiteit heeft de vraag zin, omdat het vertrouwen afhankelijk is
van een aantal factoren.

INTERVENTIE

Een andere optie is om de vraag naar zelfeffectiviteit expres vaag te stellen. Vaak geven mensen aan dat ze een lage zelfeffectiviteit hebben. Een vervolgvraag kan dan zijn: 'wat moet er gebeuren om deze te laten stijgen?' Op die manier laat je de ander de vraag specifieker maken. De zelfeffectiviteit kan op de volgende manieren worden vergroot:

- *Fasedoelen stellen.* Bespreek niet alleen einddoelen maar ook fasedoelen. Laat mensen zien (bijvoorbeeld met een tijdlijn) dat deze fasedoelen uiteindelijk leiden tot einddoelen. Maak fasedoelen die steeds net haalbaar zijn binnen een bepaalde termijn: uitdagend, niet te moeilijk maar ook zeker niet te makkelijk.
- *Evalueren en feedback geven.* Bespreek korte 'feedback loops' waarin succes- en faalfactoren worden benoemd. Dit heeft als resultaat dat bij succesvolle fasedoelen een lage zelfeffectiviteit van het einddoel geleidelijk hoger wordt. Evalueer deze fasedoelen niet alleen op objectieve feiten, maar ook op gevoel. Scoor gedurende de coaching regelmatig de eigen effectiviteit door middel van een VAS en vraag bij afname goed door.

> Relevante interventies vanuit de motiverende gespreksvoering zijn hier vooral het ombuigen van weerstand en het versterken van de zelfeffectiviteit.

5.11   Vraag 3. Ben je gemotiveerd: Responseffectiviteit

Wanneer mensen voor zichzelf een risico vaststellen, vormen ze niet alleen gedachten over de succeskans ('kan ik het?') maar ook of het zin heeft om te veranderen (responseffectiviteit). De uitkomst van deze gedachte is in belangrijke mate voorspellend of mensen de intentie vormen om te veranderen. De gedachte 'of het zin heeft' heeft bij (een risico op) ziekten en aandoeningen sterk te maken met ziektepercepties en/of ziekterisicorepresentaties. In de oriëntatie op responseffectiviteit vormen gedachten over (het risico op) ziekten en aandoeningen dan ook de basis voor de gedachten over responseffectiviteit. In hoofdstuk 8 staat meer informatie over zelfeffectiviteit en responseffectiviteit en hoe deze samenhangen. Deze samenhang staat beschreven in de 'protection motivation theory', een belangrijk verbindend model dat een aantal thema's uit dit hoofdstuk in een logisch verband plaatst.

METEN

Voor responseffectiviteit geldt hetzelfde als voor zelfeffectiviteit: deze
kan met een VAS gemeten worden. Een vraag zoals: 'hoe groot acht je
de kans dat wanneer je gedrag X verandert, dit leidt tot Y', is hiervoor
geschikt.

INTERVENTIE

Net als bij ziektepercepties en ziekterisicorepresentaties zijn hier ook
weer twee strategieën te onderscheiden: de cognitieve en ervaringsgerichte strategie. De cognitieve strategie kan worden vormgegeven
door objectieve informatie over de effecten van een leefstijlverandering. Daarnaast kan worden gewerkt met (positieve) voorbeelden uit
de omgeving, waarbij cliënten deze situaties op zichzelf betrekken. De
derde en meest krachtige manier om de responseffectiviteit te veranderen is ook hier: ervaren. Wanneer mensen niet openstaan voor deze
ervaring en er de zin niet van inzien, is dit waarschijnlijk ook een teken
van weerstand. Het is daarmee echter geen daadwerkelijke overtuiging
aangaande de responseffectiviteit. Speciale aandacht is hier vereist
voor de manier waarop mensen dit communiceren (voor meer uitleg
over weerstand zie hoofdstuk 1).

'Protection motivation theory'

Een model over gedragsverandering dat een aantal relevante
begrippen uit dit hoofdstuk omvat is de 'protection motivation
theory' van Rogers (1975). In dit model worden twee evaluaties
beschreven die de centrale kracht vormen achter de motivatie van
mensen om zichzelf te beschermen tegen ongezond gedrag. De
eerste evaluatie heeft betrekking op de bedreiging van de gezondheid door het ongewenste of ongezonde gedrag. Van het ongewenste gedrag worden de intrinsieke en extrinsieke beloning bij
elkaar opgeteld (bijvoorbeeld: 'roken is lekker', en: 'roken levert
mij een bepaalde status op'). Van deze som wordt de risicoperceptie (ernst × waarschijnlijkheid, wat een bepaalde mate van angst
tot gevolg heeft) afgetrokken.
De tweede evaluatie heeft te maken met de inschatting of een persoon tot effectief gedrag in staat is om de gezondheidsdreiging
weg te nemen. Hier geldt een optelsom van de verwachte effectiviteit van het aanbevolen gedrag (responseffectiviteit, bijvoorbeeld:
'stoppen met roken heeft wel/geen zin'), plus de verwachting of
de persoon zichzelf in staat acht dit gedrag te vertonen (zelfeffectiviteit, bijvoorbeeld: 'dat gaat me wel/niet lukken'), minus de

kosten van het aanbevolen gedrag (responskosten, bijvoorbeeld: 'dan kan ik niet meer gezellig roken').

Het kan dus zo zijn dat een persoon die reeds dertig jaar rookt wel gelooft dat roken leidt tot gezondheidsschade, maar tegelijkertijd denkt dat nu stoppen toch nauwelijks nog gezondheidswinst oplevert en het, gezien de drie eerdere mislukte pogingen om te stoppen, niet erg voor de hand ligt dat het deze keer wel zal gaan lukken. De evaluatie van dreiging en het vermogen hier effectief mee om te gaan zullen de motivatie bepalen om het aanbevolen gedrag ook daadwerkelijk te vertonen.

OMGEVINGSFACTOREN

Voor een succesvolle verandering is het essentieel dat de sociale omgeving past bij de persoon en de oplossing die hij kiest. De factoren sociale normen, 'social modelling' en sociale steun bepalen wat ons betreft hoe goed de omgeving hierbij aansluit.

5.12   Vraag 3. Ben je gemotiveerd: Sociale normen

Mensen zijn geneigd om hun gedrag te vergelijken met dat van anderen. Ook waar het gaat om gedrag en gezondheid zijn we geneigd naar anderen te kijken en ons te conformeren aan de normen die we uit deze observaties voor onszelf kunnen destilleren. Wie opgroeit in een omgeving waar sporten onderdeel van het dagelijks bestaan is, zal het eerder normaal vinden dat sporten in de routine van het leven aanwezig is. Zo hebben we allemaal interne normen ontwikkeld over wat voldoende bewegen of gezond eten inhoudt.

Het is zinvol om tijdens de coaching aandacht te besteden aan de eigen normen van de cliënt ten aanzien van een gezonde leefstijl en daarnaast eens samen stil te staan bij normen die anderen eraan koppelen. Veel mensen kijken je wat ongelovig aan als je ze confronteert met de Beweegnorm of de Fitnorm, en reageren met: 'overdrijf je nu niet een beetje? Zoveel beweegt niemand, toch?' Kennelijk is het in de omgeving van de betrokken cliënt niet normaal zo frequent of intensief te bewegen. Vergelijkbare reacties krijg je vaak bij uitleg over een gezonde hoeveelheid calorieën per dag voor een volwassene.

Uiteindelijk zal de perceptie van wat relevante anderen van het nieuwe gedrag vinden, samen met de mate waarin je geneigd bent je aan anderen aan te passen, een duidelijke invloed hebben op het uiteindelijk vertoonde gedrag. Stel je voor dat je in het kader van je eigen stressmanagement een toegenomen assertiviteit laat zien op de werkvloer, dan is het goed denkbaar dat sommige collega's niet per se blij zijn met deze verandering. Sterker nog, ze kunnen forse weerstand gaan vertonen tegen de voor jou helpende verandering. In zo'n krachtenspel is het vaak lastig om bij een besluit te blijven en al helemaal als je geneigd bent je aan te passen.

METEN

Het is de taak van de leefstijlcoach om deze normen in kaart te brengen. Dit kan door mensen te helpen zich bewust te worden van gezonde normen en deze af te laten zetten tegen de norm uit de eigen omgeving of tegen normen die vroeger aangeleerd zijn.

> Zo kan de norm ten aanzien van werk in de situatie van Mark mogelijk verklaard worden uit het feit dat zijn vader ook altijd lange dagen maakte en werk een centrale plek in zijn leven innam.

Een manier om te achterhalen wat deze normen zijn, is door te vragen te stellen als: 'Wat is normaal voor jou? En voor mensen in je omgeving?' Een andere manier is om te vragen naar de reactie van de omgeving wanneer de cliënt zijn gedrag zou veranderen, met name wat betreft weerstand. Gezonder eten kan bij gezinsleden verschillende reacties opleveren; wanneer er weerstand ontstaat, is dit in de regel een teken dat er wordt afgeweken van een norm. Een derde manier is om deze normen te achterhalen door te luisteren naar kenmerkende uitspraken, zoals die van Mark: 'ken niet ligt op het kerkhof, en kan niet ligt ernaast.'

INTERVENTIE

> Als Mark geconfronteerd wordt met het idee dat 38 uur werk per week misschien ook kan of dat het echt niet normaal is om minstens drie avonden per week door te werken, zal hij mogelijk in eerste instantie weerstand ontwikkelen.

Toch kan het heel zinvol zijn om mensen met dit soort verschillen tussen de eigen norm en andere normen te confronteren. Een andere norm kan zijn die voor gezond bewegen.

Hier zal Mark mogelijk zelf al denken: ik heb vroeger altijd ge-
sport. Ik doe er te weinig aan, de laatste jaren. Het zal dan ook
weinig overtuigingskracht kosten Mark te motiveren om weer volgens zijn eigen norm te gaan bewegen.

Op het moment dat cliënten geconfronteerd worden met normen die
misschien niet passen bij hun eigen normen, zal er vaak weerstand
ontstaan. Het herkennen, benoemen en ombuigen van die weerstand
is dan als interventie zeker aan de orde.

5.13   Vraag 3. Ben je gemotiveerd: 'Social modelling'

Door gedrag en emotie bij anderen te observeren kunnen we veel leren
over ons eigen gedrag. Imitatie is een van de vele manieren waarop
mensen iets leren. Door te kijken wat anderen doen en hoe ze het
doen, zijn we in staat onszelf hiermee te vergelijken en daardoor te
waarderen. Er zijn drie manieren om je te vergelijken met anderen:
- *Opwaarts*. Mensen die opwaarts vergelijken, kijken naar mensen die
  het beter hebben of doen. Dit kan leiden tot de motivatie om dat
  ook te kunnen, of ook die status te hebben. Wanneer dit kenmerkend is voor iemand, zal hij dit in de regel blijven doen, ook wanneer de oorspronkelijke doelen bereikt zijn.
- *Zijwaarts*. De richting van de vergelijking met een andere persoon
  kan ook zijwaarts zijn. In dit geval vergelijken mensen zich met
  anderen die in dezelfde situatie zitten (bijvoorbeeld wat betreft leeftijd: 'voor mijn leeftijd zie ik er nog goed uit'). Zijwaarts vergelijken
  kan leiden tot motivatie om iets te veranderen als de vergelijking negatief uitpakt, of tot weerstand tegen verandering als de vergelijking
  positief uitpakt.
- *Neerwaarts*. Wanneer een persoon met fors overgewicht en bewegingsarmoede neerwaarts vergelijkt door vooral te kijken naar
  mensen met ernstiger overgewicht en nog minder beweging, kan er
  vanuit deze vergelijking met het eigen ongezonde gedrag een mogelijkheid ontstaan om de eigen situatie te relativeren (bijvoorbeeld:
  'als je naar hen kijkt, valt het met mij nog wel mee').

Naast deze drie manieren van vergelijken zijn er mensen waar iemand
tegenop kijkt: rolmodellen (bijvoorbeeld: 'zo zou ik ook willen zijn').
Deze rolmodellen geven richting aan het gedrag van mensen en heb-

ben als groot voordeel dat, zeker wanneer ze dichtbij zijn, ze als voorbeeld kunnen dienen voor gedrag.

METEN

Er is geen specifiek meetinstrument voor 'social modelling'. Interessant is om in het gesprek expliciet te vragen naar de manier waarop mensen vergelijken (bijvoorbeeld: 'wie neem je als uitgangspunt, als je evalueert hoe het met je gaat'). Hierbij is het interessant om te vragen naar mensen die de cliënt inspireren, bijvoorbeeld op het gebied van leefstijl.

INTERVENTIE

Wanneer de uitkomst van de vergelijking is dat anderen het (nog) slechter doen en de neerwaartse vergelijking op alle levensgebieden een dominante stijl is, gaat dit vaak gepaard met narcisme of sterk narcistische persoonlijkheidstrekken. Leefstijlcoaching heeft bij deze mensen niet of nauwelijks effect. Een psycholoog kan hier in de regel ook weinig soelaas bieden, aangezien het een over het algemeen stabiel kenmerk is.

Rolmodellen zijn in de leefstijlcoaching te benutten door mensen positieve rolmodellen te laten kiezen als referentiepunt. Het leren van positief gedrag van anderen gaat beter als de volgende factoren aanwezig zijn en kunnen als thema terugkomen:

- aandacht voor het gedrag van de ander (wat, hoe en effect);
- verwerken en opslaan van het geobserveerde gedrag, inclusief mentale plaatjes, cognitieve herhaling en motorische aspecten;
- reproductie van het 'plaatje', inclusief fysieke factoren en zelfobservatie;
- goede redenen om te komen tot imitatie, vanuit verleden, heden en toekomst.

5.14   Vraag 3. Ben je gemotiveerd: Sociale identificatie

Sterk gekoppeld aan 'social modelling' is het begrip sociale identificatie. We spiegelen ons continu aan anderen en daarmee bepalen we onze sociale identiteit. Voor leefstijlcoaching zijn twee aspecten van sociale identificatie de moeite waard. De eerste is dat bij een bepaalde groep bepaald gedrag hoort. Veel rokers kunnen zich bijvoorbeeld goed met andere rokers identificeren; zeker nu de druk toeneemt om te stoppen levert dit voor een groep rokers juist een averechts effect op. Met andere woorden: bij gedrag hoort ook de groep mensen die datzelfde gedrag vertonen.

Janet: op het moment dat ze zelf tot de conclusie kwam dat ze moest gaan sporten, zei ze direct: 'O nee, dan loop ik dadelijk tussen al die sporttypes!', waarmee ze vooral iets zei over de groep waar ze niet bij wilde horen.

Op het moment dat iemand daar niet bij wil horen, is hij logischerwijs niet snel geneigd dat gedrag te vertonen. Dit geldt niet alleen voor gedrag, maar ook voor een ziekte (bijvoorbeeld: 'zo meteen loop ik ook met een zuurstoffles achter me aan te zeulen, dat gaat mij niet gebeuren'). De uitdaging is om mensen te vinden die het gewenste gedrag vertonen; een groep waarmee een cliënt zich wil identificeren (of juist niet).

Het tweede aspect is dat ook bij een ziekte een bepaalde identiteit hoort. Sommige cliënten hebben bijvoorbeeld niet alleen COPD, maar zijn ook COPD-patiënt. Bij deze identiteit hoort ook specifiek gedrag. Daarnaast zorgt deze identiteit voor rechten en plichten. Iemand die verkouden is, heeft in de regel niet het recht om ziek thuis te blijven, maar dat is voor iemand met ernstige COPD anders. Een ziekte gaat ook gepaard met plichten, zoals de plicht om naar de dokter te gaan of om medicatie in te nemen. Deze rechten en plichten zijn onderhevig aan verandering, doordat ook de maatschappelijke opinie over gezondheid en ziekte verandert. Sommige cliënten zijn op zoek naar een ziekte-identiteit, terwijl andere zich vooral verwijderen van ziekte-identiteiten. De groep die op zoek is, ondervindt vooral voordeel van deze identiteit, terwijl de groep die niet op zoek is er vooral een afkeer van heeft (bijvoorbeeld: 'zo wil ik niet worden!').

METEN
Voor sociale identificatie geldt dat de interventie tevens de meting is.

INTERVENTIE
Door goed te luisteren kun je als leefstijlcoach veel opvangen over de groepen waarmee de cliënt zich identificeert (of juist niet). Ook kun je er expliciet naar vragen (bijvoorbeeld: 'bij de strategie die je voorstelt, zie je jezelf als onderdeel van de groep mensen die datzelfde doen. Klopt dat?', of: 'zie je jezelf passen bij de groep mensen die periodiek benauwd op het spreekuur van de longarts zitten?'). In het geval van de aanwezigheid van een ziekte is het ook zinvol om navraag te doen naar de rechten en plichten die mensen voor ogen hebben bij die ziekte (bij-

voorbeeld: 'vind je dat mensen met diabetes de plicht hebben om hun medicatie te nemen?').

Het is tevens zinvol om de cliënt te vragen naar mensen die een uitgesproken voorbeeld voor hem zijn en deel uitmaken van een omgeving waarmee hij zich kan identificeren. Het blijkt heel helpend als mensen samen met anderen aan een gedragsverandering werken. Aansluiting zoeken bij een groep speelt vaak een significante rol bij gedragsverandering.

> Voor Janet vormt bewegen in een omgeving zoals een sportschool met de mensen die daar trainen eerder een rem dan een stimulans. Een groep mensen die deelneemt aan sportief wandelen spreekt haar veel meer aan. Daarbij voelt ze zich snel thuis en ze zal ook veel makkelijker de daar geldende normen overnemen.

Indien er geen sprake is van een positieve identificatie met een groep, zal dit zich vaak uiten middels weerstand. Het spreekt voor zich dat een leefstijlcoach daar oog voor moet hebben. Voorts is er in deze fase uiteraard aandacht voor het herkennen en versterken van verandertaal.

5.15   Vraag 3. Ben je gemotiveerd: Sociale steun

Het veranderen van gewoontegedrag is bepaald niet eenvoudig. In diverse concepten (zoals proactieve coping, zelfmanagement, stressmodellen) komt terug dat de hulpbronnen van mensen ertoe doen. Een belangrijk onderdeel van deze hulpbronnen is sociale steun. Het gaat hierbij om een situatie waarin mensen ervaren dat anderen om hen geven, hen waarderen en dat ze deel uitmaken van een netwerk van communicatie en wederzijdse ondersteuning. Sociale steun bepaalt de identiteit, draagt bij aan een gevoel van onderlinge verbondenheid en bevordert het aanleren en gebruiken van actieve probleemoplossende handelingen (dit wordt de 'engagementstrategie' genoemd). In de literatuur wordt een aantal vormen van sociale steun onderscheiden:

- *Emotionele steun.* Zoals zorg, empathie en aandacht.
- *Instrumentele hulp bij gedrag.* Door middel van materiële ondersteuning (bijvoorbeeld met relevante instrumenten zoals e-coaching, 'decision aids' of een stappenteller).
- *Informatieve steun.* Bijvoorbeeld over de generieke effecten van het stoppen met roken.
- *Feedback.* Hierdoor zijn mensen in staat zichzelf te waarderen.

– *Kameraadschap*. Soms kan het ontmoeten van anderen, waar je een vriendschappelijke band mee ontwikkeld en die onderdeel zijn van de context waarin je aan verandering werkt (bijvoorbeeld een wandelclub), een steunend aspect vormen om een bepaald doel te bereiken.

METEN
Sociale steun is te meten door te vragen naar de aanwezigheid en intensiteit van de verschillende vormen van steun. De interventie zoals deze beschreven staat is tegelijkertijd inventariserend en evaluatief.

INTERVENTIE
Het in kaart brengen van het sociale netwerk en de hierin beschikbare steun is over het algemeen zeer helpend bij gedragsverandering. Het geeft een goed beeld van de beschikbare resources en welke actie er nodig is om deze resources daadwerkelijk in te zetten. Figuur 5.9 geeft een voorbeeld van zo'n invuloefening.

Hierbij kan de cliënt samen met de coach een overzicht maken van steunbronnen en vervolgens nagaan of deze bronnen optimaal benut worden en of er misschien nieuwe supportbronnen nodig zijn.

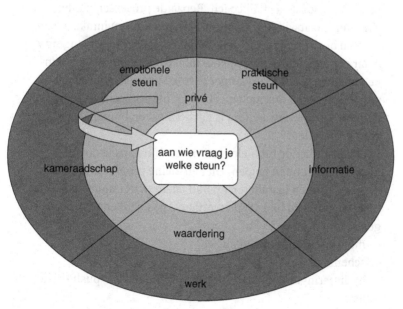

Figuur 5.9 *In kaart brengen van sociale steun.*

Internet en mobiele apps

Internet heeft ontzettend veel te bieden op het gebied van leefstijlverandering en de ontwikkelingen gaan razendsnel. Een
belangrijke ontwikkeling op het gebied van internet en mobiele
applicaties is Web 2.0. Hierbij is tweerichtingsverkeer mogelijk
tussen gebruiker en website of applicatie. De gebruiker leest en
kijkt niet alleen meer maar voegt ook inhoud toe. Een 'commu-
nity' is hiervan een goed voorbeeld. Mensen kunnen daar over
hun aandoening, oplossingsrichtingen, ervaringen en van alles en
nog wat communiceren. Uiteraard zijn er risico's aan verbonden,
vooral met betrekking tot foutieve informatie, maar toch zijn er
vooral voordelen. Mensen ondervinden steun en leren van elkaar
en de aanwezige professionals.

Een nieuwere ontwikkeling is de mogelijkheid een persoonlijk
actieplan te maken, (video)contact te hebben met professionals,
zich aan te melden bij groepen mensen die hetzelfde nastreven,
online te evalueren en al deze informatie te integreren in een digitale agenda of takenlijst. Een andere belangrijke ontwikkeling
betreft de zogenoemde beslishulpen.

Deze ontwikkelingen hebben niet alleen voordelen voor cliënten
maar ook voor de leefstijlcoach. Bepaalde processen kunnen via
ICT thuis plaatsvinden, zoals het invullen van een intake of screening en beslishulpen. Op deze manier is ICT geen vervanging van
maar een aanvulling op de persoonlijke begeleiding. Ook kunnen cliënten via ICT veel langer gevolgd worden, zonder dat dit
veel meer kosten met zich meebrengt, bijvoorbeeld via e-mail of
(video)chat. De verwachting is dat deze zaken binnen de betaalde
zorg gaan vallen.

Voor verschillende mobiele platformen zijn apps te downloaden
die cliënten kunnen helpen. Dit zijn kleine programma's die
mensen kunnen installeren op hun telefoon of (tablet-)pc en die
meestal geregeld bijgewerkt worden. Apps hebben vaak de volgende functies:

– monitoren van vooruitgang;
– schema's;
– herinneringen (bijvoorbeeld in de agenda of via 'push'-berich-
  ten);
– bijhouden van voedselinname;
– bijhouden van acties (bijvoorbeeld het aantal gefietste kilome-
  ters via gps).

Andere elektronische instrumenten

Er zijn verschillende elektronische hulpmiddelen op de markt die mensen kunnen helpen bij het monitoren en vormgeven van hun gedrag. Veel van deze instrumenten worden steeds goedkoper en betrouwbaarder en kunnen zelfs verbinding zoeken met het internet, zodat ze kunnen worden gekoppeld aan websites en/of apps. Enkele voorbeelden zijn:

- stappenteller;
- meter voor bloedsuiker, cholesterol, bloeddruk of saturatie;
- hartslagmeter;
- weegschaal, impedantieschaal en vetmeter;
- stressmeter.

Relevante interventies uit de motiverende gespreksvoering zijn hier vooral het herkennen en versterken van verandertaal en het versterken van de zelfeffectiviteit.

Samenvatting

» De kernvraag 'wat zijn voor mij passende keuzes?' heeft betrekking op het voelen en nemen van verantwoordelijkheid, het formuleren van persoonlijke doelen, het kiezen van passende strategieën en het borgen van motivatie. Om tot een methodische analyse van deze fase te komen, staan de volgende vragen en thema's centraal.

» Wie is waarvoor verantwoordelijk?
- De cliënt en de leefstijlcoach bepalen samen wie welke verantwoordelijkheden heeft in het proces van gedragsverandering.
- Verantwoordelijkheid nemen hangt samen met proactieve coping en reactieve coping.

» Wat wil je bereiken?
- Welke kernwaarden staan centraal?
- Welke doelen en fasedoelen gelden?
- Welke prioritering wordt gemaakt?
- Welke strategieën passen bij de verschillende doelen?

» Ben je gemotiveerd jouw doelen te bereiken?
  – Motivatie is hier gekoppeld aan strategie en bijbehorend gedrag.
  – Per strategie/gedrag is dit afhankelijk van de volgende thema's: attituden (impliciet en expliciet), sociale invloeden (modelling, identificatie, steun en sociale normen) en verwachtingen over de effectiviteit van gedrag (zelfeffectiviteit en responseffectiviteit).

6 Kernvraag 3: hoe kan ik mijn keuze(s) omzetten in gedrag?

6.1 Inleiding

Waar eerder werd stilgestaan bij motivatie, doelen en oplossingsstrategieën, is *doen* het kernwoord van deze fase. Het is nu essentieel dat de cliënt zijn gedrag echt gaat veranderen. Dat blijkt voor veel mensen, ondanks een krachtige motivatie, erg lastig. Zij lijken de benodigde vaardigheden om hun gedrag te veranderen te missen of onvoldoende te beheersen.
In dit hoofdstuk staan we stil bij een aantal vaardigheden die mensen moeten hebben om succesvol en duurzaam te veranderen. Deze vaardigheden liggen op het gebied van het uitvoeren van gedrag, omgaan met de stress van het veranderen, sociale vaardigheden en motivatie. Dit betekent dat de leefstijlcoach deze vaardigheden in kaart brengt en de cliënt zonodig helpt bij het zich eigen maken ervan. Dit kun je onder andere doen door mensen te leren een plan te maken waarin ze hun leefstijlverandering vorm geven. Bij elk thema laten we een stukje van dit plan zien. Tezamen vormen al die stukjes uiteindelijk het veranderplan dat als leidraad gebruikt kan worden voor de leefstijlverandering.

6.2 Casus

Als Nico (32) naar de fysiotherapeut gaat, wordt hem nogmaals duidelijk wat hij eigenlijk al wist. Zijn rugpijn vertoont een sterk verband met zijn slechte lichamelijke conditie. Dat hij sinds kort een baan heeft waarbij hij zo'n beetje de hele dag zit, is volgens de therapeut de druppel die de emmer doet overlopen. Zijn rugpijn is niet van vandaag of gisteren, hij heeft er eigenlijk al jaren last van. Maar zo erg als deze keer heeft hij het nog niet gehad. Het vervelendste van alles is nog wel dat het ook niet minder wordt. De andere keren had hij hoogstens een week pijn in zijn rug, maar dit duurt al vier weken. Hij baalt eigenlijk van zijn hele lichaam; vroeger, toen hij nog voetbalde, kon hij makkelijk tien kilometer hardlopen, nu weet hij niet eens of hij een kilometer wel redt.

OEFENEN

Na enkele bezoeken aan de fysiotherapeut gaat het een stuk beter met zijn rug. Hij heeft een aantal oefeningen gedaan en de tip om elk half uur een stukje te lopen ter harte genomen. Tijdens zijn zesde bezoek aan de fysiotherapeut begint deze nogmaals over het verband tussen zijn slechte lichamelijke conditie en het risico op rugpijn. Hij was het al bijna vergeten, zeker nu het een stuk beter gaat. De fysiotherapeut geeft hem de tip om een sport te zoeken waarvoor je veel moet bewegen of beter nog: rennen.

THUIS

Thuisgekomen bespreekt hij zijn bezoek aan de fysiotherapeut met zijn vrouw Nadine. Het wordt hem steeds duidelijker dat hij meer moet bewegen. Zeker als Nadine zegt: 'Ik zie je nog strompelend, kreunend en steunend hier thuis. Ik weet niet hoe vaak je toen hebt gezegd: 'Ik doe er alles voor om dit niet meer te hebben!' De fysiotherapeut heeft je een duidelijke oplossing voorgelegd: meer bewegen, sporten! En dat wilde je toch ook al een tijdje? Zeker nu je de hele dag zit. Je bent ook zwaarder geworden, dat vertelde je zelf. Als je dit laat versloffen lijk je wel een dronkaard die 's ochtends verkondigt dat hij nooit meer zal drinken en 's avonds weer gewoon aan het bier zit.'

WERK

Na jarenlang bij hetzelfde bedrijf gewerkt te hebben heeft Nico, mede op aandringen van zijn vrouw, de stap genomen om een andere baan te zoeken. Zijn oude baan voelde toch heel vertrouwd, hoewel hij het niet naar zijn zin had. Zijn nieuwe werk valt hem dan ook zwaarder dan gedacht. 'Ik geniet veel minder van mijn weekend dan voorheen. Ik ben eigenlijk op zondag alweer bezig met wat ik die week allemaal moet doen. Ik vind het eerlijk gezegd ook best spannend, want ik leg niet zo snel contact met anderen. Gelukkig kan ik met Freek wel goed opschieten.

Op zijn werk hebben ze uiteraard ook gemerkt dat hij last van zijn rug heeft. Zijn leidinggevende heeft al een paar keer gevraagd hoe het met hem gaat. Als Nico vertelt dat hij van plan is te gaan sporten, wijst hij hem direct op de regeling die het bedrijf met een sportschool heeft. Nico is opgelucht. Hij weet dat een aantal collega's ook naar deze sportschool gaan, maar hij durfde er niet naar te vragen, omdat hij nog maar kort bij dit bedrijf werkt en nu al last van zijn rug heeft.

SPORTSCHOOL

Ondanks dat hij voor zichzelf heeft besloten dat hij weer wil gaan sporten, weet hij niet goed waar hij moet beginnen. Het liefst zou hij weer gaan voetballen, maar dat ziet hij zichzelf niet meer doen, zeker niet na zo'n lange tijd. De sportschool lijkt hem wel aardig. Hij is alleen bang dat hij het niet lang zal volhouden. Hij roept altijd om het hardst: 'Als iedereen niet meer zou betalen die ook niet komt kunnen ze de tent opdoeken.' De kans dat hij uiteindelijk bij de sponsoren gaat horen acht hij zelf groot.

6.3   Doel van deze fase

Wanneer er, als gevolg van de ontstane motivatie, energie vrijkomt (zoals bij Nico) moet de cliënt deze concreet gaan gebruiken. Dit betekent dat het beeld van het benodigde gedrag dat past bij de gekozen strategie nog concreter moet worden. Mensen moeten in deze fase van verandering leren om deze concretisering zelfstandig te realiseren. De vaardigheden die hiervoor nodig zijn, dienen dan ook in deze fase geleerd te worden. Deze vaardigheden zijn als volgt te verdelen:
- *Uitvoervaardigheden.* Om het gewenste gedrag uit te voeren (zoals gezond eten).
- *Motivatievaardigheden.* Om te plannen, de juiste omgeving te vinden, jezelf te motiveren, enzovoort.
- *Sociale vaardigheden.* Om met anderen te veranderen.
- *Stressvaardigheden.* Om de invloed van stress tijdens het veranderproces te minimaliseren.

Bij voldoende veranderenergie leidt het aanleren van deze vaardigheden uiteindelijk tot ander gedrag, waarbij mensen de nodige vaardigheden bezitten om zelfstandig een succesvolle gedragsverandering tot stand te brengen. De uiteindelijke uitwerking van al deze vaardigheden kunnen leefstijlcoach en cliënt kwijt in een actieplan. De energie of motivatie hiervoor vertoont vaak schommelingen, bijvoorbeeld doordat iemand op een gegeven moment minder last heeft van een gezondheidsprobleem. Een belangrijk doel van deze fase is om de in fase 2 ontstane motivatie op een zo'n hoog mogelijk niveau te houden.
In deze fase zijn in principe geen aparte meetinstrumenten nodig. Het opstellen en bijstellen van het actieplan is een evaluatief instrument waarmee het veranderproces gemonitord kan worden.

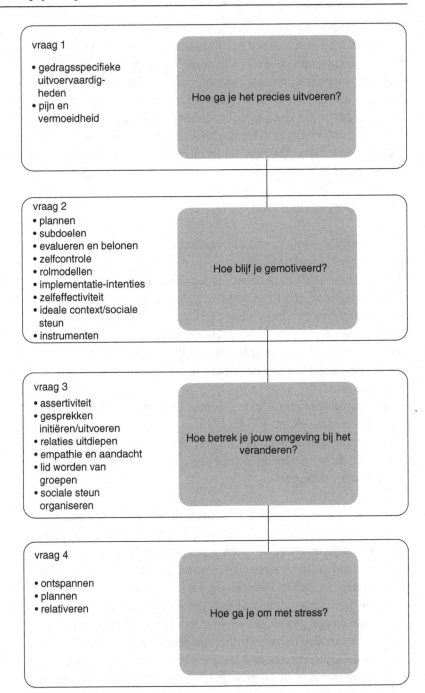

vraag 1

- gedragsspecifieke uitvoervaardig-heden
- pijn en vermoeidheid

Hoe ga je het precies uitvoeren?

vraag 2

- plannen
- subdoelen
- evalueren en belonen
- zelfcontrole
- rolmodellen
- implementatie-intenties
- zelfeffectiviteit
- ideale context/sociale steun
- instrumenten

Hoe blijf je gemotiveerd?

vraag 3

- assertiviteit
- gesprekken initiëren/uitvoeren
- relaties uitdiepen
- empathie en aandacht
- lid worden van groepen
- sociale steun organiseren

Hoe betrek je jouw omgeving bij het veranderen?

vraag 4

- ontspannen
- plannen
- relativeren

Hoe ga je om met stress?

Figuur 6.1 *Vragen en thema's in fase 3.*

Leren

Cliënten missen vaak een aantal vaardigheden om succesvol te
kunnen veranderen. Dit betekent dat zij deze vaardigheden moeten aanleren. Dat kan op grofweg drie manieren:
- door naar anderen te kijken en hen na te doen;
- door zelf te proberen (en daarin te slagen of mislukken);
- door achteraf (reflecteren) of vooraf (plannen) over het gedrag
  na te denken.

De meest effectieve strategie is per situatie en per persoon ver-
schillend. Over het algemeen laten interventies die deze drie leerstrategieën combineren het beste resultaat zien. Niet voor niets
is voor veel professionals het motto 'praatje, plaatje, daadje' de
kern van de behandeling. Over het algemeen is het dus zinnig dat
iemand nadenkt over datgene wat hij moet kunnen, naar anderen
kijkt hoe zij het doen en het vervolgens ook zelf probeert. Het is
daarom van essentieel belang dat mensen elkaar ondersteunen bij
het veranderen. Voor elk van de vaardigheden die nodig zijn om te
kunnen veranderen, gelden deze leerstrategieën.
Studies laten zien dat leren niet per se sneller gaat door vaker te
oefenen; integendeel zelfs. Het is meestal beter als er enige tijd
tussen de oefenmomenten ligt. De hersenen hebben letterlijk tijd
nodig om zich aan te passen.
Onze ervaring bij cursussen voor en begeleidingen van professionals is dat het doen nog wel eens achterwege blijft, vanuit een
gevoel van 'nu snapt de ander wel wat hij moet doen'.

6.4 Vraag 1. Hoe ga je het uitvoeren?

In de vorige fase zijn doelen en strategieën besproken. Een doel kan
bijvoorbeeld een gezond gebit zijn. De strategie die daarbij hoort zou
mondverzorging kunnen zijn. Deze strategie is echter niet concreet genoeg. Het is zaak om het specifieke gedrag dat hoort bij deze strategie
te bepalen: wat, waar, wanneer en met wie. Om dit specifieke gedrag
te kunnen uitvoeren moet je het concretiseren en tevens kunnen (bijvoorbeeld tweemaal per dag twee minuten tandenpoetsen). Alhoewel
dit voor de meeste mensen een koud kunstje is, heb je dit ooit voor het
eerst geleerd. Tandenpoetsen kon je niet van de ene op de andere dag;
dit heeft tijd gekost en iemand moest het uitleggen of voordoen.

Mensen die doelen hebben op het gebied van leefstijl moeten veelal hetzelfde leerproces doormaken, waarbij het dan vaak gaat over gezond gedrag (bijvoorbeeld sporten en gezond eten). Als je een gezonde leefstijl nastreeft, moet je er uiteraard wel toe in staat zijn. Wat moet je eten, als je bijvoorbeeld wilt afvallen of suikerziekte hebt? Hoe vaak of zwaar moet je sporten als je fitter wilt worden? Hoe moet je sporten als je kniepijn hebt of altijd vermoeid bent?

Voor veel mensen is een leefstijlverandering een complex leerproces, waarbij het tijd en moeite kost om je bepaald gedrag eigen te maken. Afhankelijk van de beoogde verandering en het startpunt, heeft iemand meer of minder begeleiding nodig bij het leren van de vaardigheden die vereist zijn om de doelen te behalen. Deze vaardigheden liggen veelal op het gebied van medicatie, voeding en bewegen. Als leefstijlcoach dien je een inschatting te maken van de vaardigheden die iemand nodig heeft en in welke mate hij die bezit.

> Voor Nico geldt dat hij allerlei vaardigheden op het gebied van bewegen nodig heeft.

Na deze analyse is het noodzakelijk om de juiste expertise in te zetten bij dit leertraject. Deze expertise kan zowel binnen als buiten de zorg gehaald worden. Met betrekking tot leefstijlverandering is er over het algemeen een aantal uitvoervaardigheden te onderscheiden. Deze liggen op het gebied van:
- bewegen en trainingsleer (fysiotherapeut, CIOS, 'personal coach');
- voeding (diëtist, voedingsdeskundige);
- meten van gezondheidseffecten (arts, fysiotherapeut, praktijkondersteuner huisarts, leefstijlcoach, specialistisch verpleegkundige);
- ziekten en aandoeningen, gerelateerd aan bewegen (fysiotherapeut), voeding (diëtist) of medicatie (huisarts, specialist of praktijkondersteuner huisarts).

Persoonlijk profiel
Het is voor professionals zinnig om een persoonlijk profiel te maken waarin zij hun expertise op het gebied van leefstijlverandering omschrijven. Een fysiotherapeut zal zich bijvoorbeeld omschrijven als een expert op het gebied van bewegen, maar niet op het gebied van voeding. Wanneer je als leefstijlcoach een cliënt begeleidt bij het maken van een plan, is het noodzakelijk in kaart

te brengen welke hulp hij nodig heeft en van wie. Dit heeft als consequentie dat iedere professional wordt aangesproken op zijn expertisegebied en het glashelder is waar welke verantwoordelijkheden liggen.

INTERVENTIE

Afhankelijk van het gedrag dat nodig is om iemands doelen te verwezenlijken, stellen leefstijlcoach en cliënt een plan samen waarin wordt beschreven hoe diegene precies het benodigde gedrag gaat leren. Zaken die dan aan de orde moeten komen zijn:
- Wat ga ik doen?
- Waar ga ik dat doen?
- Wanneer ga ik dat doen?
- Met wie ga ik dat doen?

Het uiteindelijke doel is dat de cliënt het gedrag stap voor stap gaat leren, zodanig dat diegene het uiteindelijk zelfstandig kan. Een greep uit de verschillende vaardigheden die samenhangen met een gezonde leefstijl wordt weergegeven in tabel 6.1.

Tabel 6.1	Voorbeelden van vaardigheden die samenhangen met een gezonde leefstijl.
Voeding	Gezonde boodschappen doen
	Gezond koken
	Juiste hoeveelheid voedingsstoffen aanpassen aan individueel profiel
	Verantwoord afvallen
Bewegen	Juiste beweegvorm bij individueel profiel
	Beweegvorm aanpassen (bij fysieke beperkingen)
	Lichamelijke reacties interpreteren
	Juiste trainingsopbouw
	Juiste beweegvorm (bij doelen)
	Trainingsopbouw met een kleine kans op blessures
Meten	Fysieke effecten
	Gevoelseffecten
Medicatie	Innemen op het juiste moment
	Medicatie en fysieke waarden op elkaar afstemmen

Een aantal van deze vaardigheden is weer in subvaardigheden te verdelen. Een juiste trainingsopbouw leert men al doende. Fysieke reacties interpreteren en hier de trainingsintensiteit op aanpassen, is een vaardigheid waarbij veel mensen langere tijd begeleiding nodig hebben. Schema's kunnen hierbij enorm helpen (zie paragraaf 6.5). Omdat sommige ervaringen pas na een langere tijd worden opgedaan, is het verstandig om te zorgen voor een 'hulplijn' die ook te raadplegen is nadat de intensieve begeleiding gestopt is.

Het antwoord op de vragen: 'hoe ga je het precies doen?', of: 'wat ga je precies doen?', kun je kwijt in het eerste deel van het actieplan.

Tabel 6.2 Actieplan.	
Mijn algemene doel is	...
Waarom heb ik dat doel? (kernwaarden)	...
Strategieën	1 ...
	2 ...
	3 ...
	4 ...
Subdoelen actie	...
Wat ik ga doen?	...
Waar ga ik dat doen?	...
Wanneer ga ik dat doen?	...
Met wie ga ik dat doen?	...

Pijn en vermoeidheid

Pijn en vermoeidheid zijn voor veel mensen een barrière om in beweging te komen en daarom belangrijke items om op door te vragen. Net als bij pijn kan vermoeidheid een belangrijke reden zijn om niet te veranderen. Dit uit zich het meest frequent in algehele vermoeidheid (met als meest heftige vorm burn-out of vitale uitputting) en/of vermoeidheid bij bewegen. Zowel bij pijn als vermoeidheid is het essentieel dat er onderscheid gemaakt wordt tussen vermijding van angst en (een terechte) vermijding van schade. Zodra pijn een rol speelt bij bewegen, is in de regel de fysiotherapeut de uitgelezen professional om mensen naar te verwijzen. Bij milde vormen van vermoeidheid is een leefstijlverandering vaak de aangewezen interventie, met specifieke aandacht voor rust en inspanning.

> Relevante interventies uit de motiverende gespreksvoering zijn
> hier het ombuigen van weerstand en vooral het herkennen en ver-
> sterken van verandertaal.

6.5   Vraag 2. Hoe blijf je gemotiveerd?

Gemotiveerd zijn en blijven gaat meestal niet vanzelf. Een passieve
houding, waarbij iemand maar afwacht of hij gemotiveerd blijft, lijkt
dan ook niet handig. Motiveren is een kunst, niet alleen van anderen
maar vooral ook als het om jezelf gaat. Deze vaardigheid is essentieel
voor de meeste veranderprocessen. Motivatievaardigheden zijn de
vaardigheden om (met zelfkennis) jezelf te motiveren en de ideale omgeving te vinden om je gedrag te bekrachtigen.

> Nico merkt dat zijn motivatie om te veranderen afneemt, nu hij
> minder last van zijn rug heeft. Toch wil hij veranderen.

Veel motivatievaardigheden kunnen bewust ingezet en aangeleerd
worden, waarmee het veranderen veel gemakkelijker wordt. Dat wil
niet zeggen dat het leren van deze vaardigheden eenvoudig is, zeker
als je ze niet of nauwelijks bezit. Maar op het moment dat iemand ze
bezit is de kans op een succesvolle verandering een stuk groter. Een
goede beheersing van de volgende motivatievaardigheden geeft een
grotere kans op een stabiele (hoge) motivatie: plannen, evalueren en
belonen en zelfcontrole.

6.6   Vraag 2. Hoe blijf je gemotiveerd: Plannen

Een van de belangrijkste motivatievaardigheden die de kans vergroten
dat iemand succesvol verandert, is plannen. Met het uitwerken van
de eerste vraag ('hoe voer ik het precies uit?') is al een begin gemaakt
met het plannen. Vooral mensen die hier weinig ervaring mee hebben
of over weinig vaardigheden beschikken, hebben hier begeleiding bij
nodig.
In een actieplan komen vrijwel alle elementen terug die tot zover besproken zijn tijdens de begeleiding. Het voordeel van een plan is de
concretisering van gedrag. Het dwingt zowel de cliënt als de professional het gedrag heel specifiek te omschrijven. Dit is zowel verhelde-

rend als richtinggevend. Vaak blijven plannen vaag (bijvoorbeeld: 'ik ga meer sporten'). Het is noodzakelijk dat cliënt en leefstijlcoach daar hetzelfde idee bij hebben, wat in het geval van vage plannen meestal niet het geval is. Daarnaast heeft een plan als voordeel dat het veranderproces wordt gestructureerd. Als leefstijlcoach kun je eenvoudiger achterhalen waar iemand moeite mee heeft of waarbij ondersteuning nodig is. Bovendien geeft het de cliënt een leidraad.

Een gedetailleerd plan is eenvoudigweg letterlijk te volgen en vraagt daardoor veel minder mentale inspanning. Een veranderplan kan, mits goed gebruikt, nog een ander belangrijk voordeel hebben. Op het moment dat je als leefstijlcoach iemand het plan zelf laat maken, dwing je hem als het ware tot engagement. Zo zorg je ervoor dat hij de regie neemt over zijn eigen veranderproces. Het plan is ook te gebruiken en aan te passen in de periode na de begeleiding.

INTERVENTIE

Om cliënten overzicht te geven in hun veranderproces kun je als leefstijlcoach een tijdlijn maken. Op de tijdlijn kun je hoofddoelen, subdoelen en gedragingen kwijt en dat geeft de cliënt inzicht in het veranderproces. De tijdlijn is in essentie een heel globaal actieplan. Omdat de tijdlijn meestal langer is dan de begeleiding duurt, wordt het voor mensen glashelder dat het veranderen niet stopt op het moment dat de begeleiding wordt beëindigd. Sterker nog, door een tijdlijn kun je zelfs inzichtelijk maken dat de verandering voor altijd moet zijn. Dit betekent dat een tijdlijn eigenlijk geen einde kent.

Het is voor iedereen, maar vooral voor mensen die moedeloos worden vanwege het realisme van de tijdlijn, belangrijk dat je de tijdlijn ook zo kort mogelijk maakt. Een korte tijdlijn is te overzien en maakt het ook mogelijk om heel specifiek gedrag te benoemen. De tijdlijn maakt ook duidelijk hoe lang mensen bezig zijn met het bereiken van hun doelen. Daarnaast kun je op een tijdlijn prioriteit aangeven. Het is meestal niet verstandig om alle subdoelen tegelijkertijd te willen bereiken. Door verschillende tijdsschalen te gebruiken, kun je het gedrag van heel globaal tot heel specifiek beschrijven (zie figuur 6.2).

Agenda. De meest specifieke vorm van een tijdlijn is een agenda. Deze zorgt voor de meeste mentale ontlasting. Wij adviseren mensen altijd om voor elke week een agenda te maken, zeker in de beginfase. Deze agenda kunnen cliënten op een prominente plek ophangen (bijvoorbeeld de koelkastdeur). Als je als leefstijlcoach gebruik maakt van ICT kunnen cliënten de agenda ook online raadplegen en integreren in hun eigen (digitale) agenda.

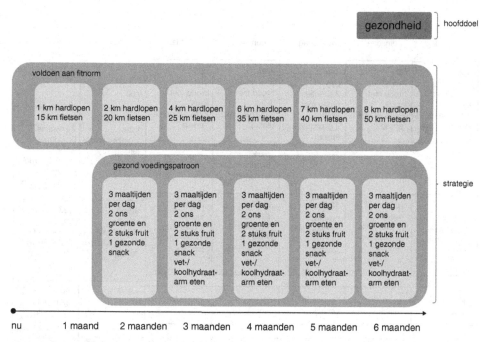

Figuur 6.2   *Doelen en strategie in een tijdlijn.*

SCHEMA'S

Mensen maken over het algemeen graag gebruik van schema's. De voorgaande voorbeelden zijn in essentie ook voorbeelden van schema's, hoewel sommige zeer beknopt zijn. Voor allerlei gedragingen zijn er schema's te vinden en op te stellen. Om ze te maken is er vaak specialistische kennis nodig over voeding, bewegen, aandoeningen en ziekten, enzovoort. Daarom is het onverstandig om cliënten hun eigen schema te laten maken. Een leefstijlcoach die de specifieke kennis niet in huis heeft kan beter gebruik maken van schema's van beroepsverenigingen, patiëntverenigingen, sportinstanties, enzovoort. Op internet zijn er voor tal van gedragingen op elk gewenst niveau schema's te vinden.

6.7   Vraag 2. Hoe blijf je gemotiveerd: Zelfeffectiviteit en Plannen

Een van de belangrijkste doelen bij een succesvolle gedragsverandering is het vergroten van de zelfeffectiviteit. Hiervoor is er eigenlijk maar één manier: succes ervaren, liefst zoveel mogelijk. In deze korte zin zitten twee belangrijke elementen verscholen: succes en ervaren. Het is essentieel dat iemand succes ervaart en het is de taak van de leefstijlcoach om de kans daarop zo groot mogelijk te maken. Daartoe brengt hij de zelfeffectiviteit naar aanleiding van verschillende gedragingen en (sub)doelen in kaart en ziet erop toe dat per (sub)doel de

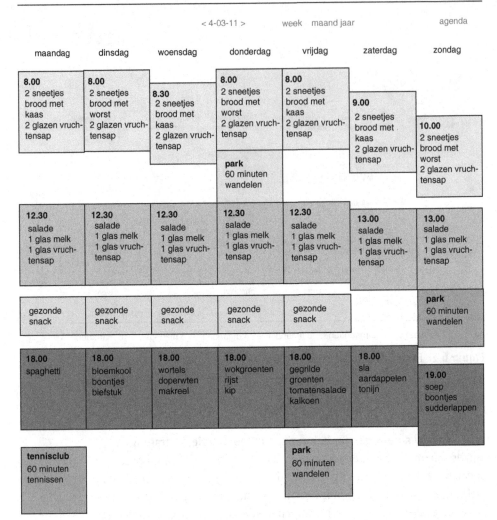

Figuur 6.3 *Agendabeheer als onderdeel van een actieplan.*

kans groot is dat het gehaald wordt. Dit betekent meestal dat doelen opgedeeld moeten worden in haalbare maar tevens uitdagende stukjes. Om succes te ervaren moet je evalueren. Daarbij moet de cliënt geholpen worden bij de evaluatie zelf ('hoe doe je dat?') en bij de momenten waarop dat gebeurt ('wanneer evalueer je?'). De gedachte is dat wanneer iemand veel succes ervaart, de zelfeffectiviteit toeneemt.

> Ombuigen van weerstand, het herkennen en versterken van verandertaal en het opstellen van een actieplan zijn hier passende interventies vanuit de motiverende gespreksvoering.

6.8 Vraag 2. Hoe blijf je gemotiveerd: Evalueren en Belonen

Evalueren is naast plannen een onmisbaar element bij gedragsverandering. Ook hiervoor geldt dat je cliënten daarbij kunt ondersteunen. Door doelen gesteld te hebben is de cliënt in staat te evalueren. Mensen evalueren continu hun inspanningen: 'Levert het genoeg op? Heeft het (nog) zin?'

Als iemand een doel heeft (bijvoorbeeld dit hoofdstuk lezen) dan stopt hij als:
- het (sub)doel is gehaald, of in ieder geval goed genoeg (voldoening);
- de aandacht door een interne of externe gebeurtenis wordt opgeëist, zodat een ander doel prioriteit krijgt (in ieder geval tijdelijk);
- het doel wordt geëvalueerd als onhaalbaar, althans voor het moment (zie zelfeffectiviteit).

In alle drie de gevallen vindt er een evaluatie plaats. Datzelfde geldt voor mensen die doelen hebben op leefstijlgebied (bijvoorbeeld een gezonde bloedsuikerwaarde bereiken). Het is essentieel om met mensen hun gedrag te evalueren met deze drie uitkomsten. Het is overigens niet alleen mogelijk om op uitkomsten te evalueren, maar ook op het proces van veranderen zelf, op gedrag en op gedragsdeterminanten.

> Nico: 'De lage rugpijn was in het begin mijn belangrijkste drijfveer. Ik oefende me rot! Maar nu mijn rugpijn minder is geworden, oefen ik niet meer zoveel.'

Uitkomsten
Net zoals bij doelen kunnen er twee aspecten worden geëvalueerd: feiten en gevoelens. Feitelijke evaluaties zijn in de regel gemakkelijk te doen, te controleren en er valt weinig tegen in te brengen. Evaluaties van bijvoorbeeld bloedsuikerwaarde, conditie, kracht, cholesterolwaarde en vaatdiameter leveren interessante informatie op over de fysieke gezondheid(srisico's). De uitkomsten zijn vaak tastbaar, te monitoren en goed te beïnvloeden. Voor de evaluaties van gevoelens - bijvoorbeeld van pijn, geluk, plezier en trots - zijn er echter meestal geen 'harde' evaluatie-instrumenten. Om deze evaluaties te doen is communicatie in de vorm van taal, tekeningen, een streepje op een

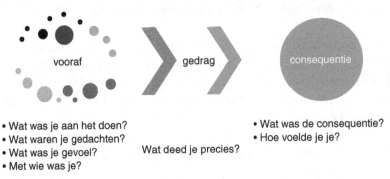

• Wat was je aan het doen?
• Wat waren je gedachten?
• Wat was je gevoel?
• Met wie was je?

Wat deed je precies?

• Wat was de consequentie?
• Hoe voelde je je?

Figuur 6.4 *Evaluatie van situatie, gedrag en consequenties.*

lijn, enzovoort, een mogelijkheid. In de regel wordt er gebruikgemaakt van een VAS om gevoelswaarden te meten.

Mensen zijn vooral geneigd op feiten te evalueren (zoals kilo's, kledingmaat en bloedsuikerwaarde). Deze feitelijke evaluaties zijn belangrijk en moeten zeker gedaan worden, maar gevoelsmatige evaluaties mogen zeker niet vergeten worden. Zeker in het beginstadium, waarbij een verandering van feitelijke effectmaten op zich laat wachten, is het belangrijk dat ook gevoelsdoelen worden geëvalueerd.

Proces

De leefstijlcoach kan de cliënt ook begeleiden bij een procesevaluatie, om de achtergrond van succesvolle en niet-succesvolle gedragingen te analyseren. Daardoor gaat de cliënt begrijpen waarom het de ene keer wel en de andere keer niet goed gaat. De analyse start bij het blokje 'vooraf' en gaat via 'gedrag' naar 'consequentie'. Je kunt als leefstijlcoach de cliënt eenvoudig trainen in het uitvoeren van een procesevaluatie (zie figuur 6.4). Wanneer de cliënt deze evaluatie een aantal keren uitvoert, beginnen zich patronen af te tekenen. Dit zou bijvoorbeeld het geval kunnen zijn wanneer het herhaaldelijk misgaat en uit de evaluatie telkens naar voren komt dat de cliënt negatieve gevoelens had (bijvoorbeeld een te lage zelfeffectiviteit).

De nadruk kan het beste liggen op succesmomenten en wat daaraan ten grondslag lag. Op deze manier leren mensen hun gedrag te sturen en nemen hun verandervaardigheden toe.

Gedrag en gedragsdeterminanten

Zoals gezegd, is het erg belangrijk dat niet alleen de uitkomsten van de verandering positief geëvalueerd worden, maar ook de weg (gedrag) ernaartoe. Om die reden is het zinvol af en toe stil te staan bij hoe die weg bevalt en de volgende gedragsdeterminanten te evalueren:

- attitude en context;
- sociale invloeden (norm, identificatie, steun, modelling);
- waargenomen zelfeffectiviteit.

Een evaluatie van deze determinanten geeft onder meer aan of de gekozen richting de juiste is. Het gaat hier, in tegenstelling tot de procesevaluatie die over 1 moment gaat, over het gehele traject. Alle determinanten die tot nu toe beschreven zijn, kunnen van tijd tot tijd geëvalueerd worden.

Belonen

Als een evaluatie positief uitvalt, moet er een beloning op volgen. Deze kan de vorm hebben van een goed gevoel (bijvoorbeeld trots zijn op jezelf) maar ook van zaken die je kunt doen of krijgen. Onze ervaring is dat er bij veel mensen een taboe rust op het ontvangen van een beloning. Een succes behalen wordt als normaal gezien, als iets dat logisch is. Wanneer deze kijk op succes een patroon lijkt te zijn, moet de leefstijlcoach daarbij stilstaan.

Als leefstijlcoach kun je de cliënt tevens begeleiden bij het kiezen van beloningen. Deze moeten altijd gekozen worden door de cliënt zelf. De rol van de leefstijlcoach is de cliënt te enthousiasmeren voor het kiezen en uitvoeren van beloningen. Handige beloningen zijn belonin-

Tabel 6.3 Lijst van beloningen.	
Beloningen die geen geld kosten	Ontspannen in bad
	Een boek of tijdschrift lenen
	Vrienden of familie uitnodigen
	Tijd voor jezelf reserveren
	Iets leuks doen
	Naar muziek luisteren
	Een wandeling maken
	Een leuk programma op tv kijken
	Tuinieren
	Vrienden of familie vragen om op de kinderen te passen, zodat je tijd voor jezelf hebt
	Vrienden of familie vragen je te prijzen wanneer je iets bereikt hebt
Beloningen die geld kosten	Een cd of tijdschrift kopen
	Nieuwe kleren kopen
	Naar de bioscoop gaan
	Bloemen voor jezelf kopen
	Sportkleding aanschaffen
	Naar een sportwedstrijd gaan
	Uit eten gaan
	Een film huren
	Een vakantie of weekendje weg boeken
	Voor jezelf een luchtje kopen

gen die je makkelijk kunt toepassen, veel persoonlijke waarde hebben
en niet snel 'op' kunnen. Beloningen die veel geld kosten, zijn voor de
meeste mensen onhaalbaar. Tabel 6.3 geeft een overzicht van beloningen en kan cliënten helpen een keuze te maken.

Ongewenste beloningen. Cliënten zeggen weleens: 'Ik heb deze week
goed mijn best gedaan. Nu mag ik een dag zondigen'. Het zondigen
heeft hier de betekenis van een beloning, en dat is ongewenst. Men
vertoont dan juist het gedrag dat vermeden moet worden. Niet zo
gek dat het veranderen dan lastig is en blijft. In de uitspraak zit veel
verscholen:

- het nieuwe gedrag is ongewenst; men wil liever zondigen (meestal
  met het oude gedrag);
- de beloning is ongewenst;
- er wordt een verkeerde veranderstrategie gehanteerd, want het
  nieuwe gedrag wordt als tijdelijk gezien, in plaats van als echt nieuw
  gedrag (uiteraard is er plaats voor ongezond eten, als het maar geen
  beloning is en in verhouding staat tot gezond eten).

Wanneer je een soortgelijke zin hoort, dien je daar als leefstijlcoach
direct bij stil te staan en de cliënt een alternatieve manier van belonen
aan te leren.

Tabel 6.4 Vervolg actieplan: Evaluatie en beloning als interventie.		
	Feiten	Gevoelens
Wat ga ik evalueren?		
Wanneer ga ik dat evalueren?		
Hoe ga ik dat evalueren?		
Met wie ga ik dat evalueren?		
Hoe ga ik mezelf belonen als ik mijn doelen haal?		
Wat ik ga doen wanneer ik niet tevreden ben met mijn resulta- ten?		

6.9   Vraag 2. Hoe blijf je gemotiveerd: Zelfcontrole

Controle over impulsen en behoeften is een belangrijke vaardigheid
die een cliënt kan helpen om een leefstijlverandering succesvol te
maken, zeker wanneer de verandering lastig is omdat het een grote
verandering is, er sprake is van een verslaving en/of de omgeving veel
'ongezonde' impulsen biedt. Het lastige aan veel veranderingen is dat
de fysieke beloning (zoals een verminderd gezondheidsrisico, kleinere
buikomvang of lagere suikerwaarde) vaak lang duurt. Dit betekent

dat er sprake is van een uitgestelde beloning. Eerst zaaien en later pas oogsten. Het is de kunst om de tussenliggende periode zo goed mogelijk in te vullen. Hiervoor is zelfcontrole nodig, daarmee kan iemand zijn gedrag sturen.

Je kunt bijvoorbeeld weerstand bieden aan een vette snack of een sigaret, of jezelf tot sporten aanzetten. Daarmee wordt zelfcontrole belangrijk als iemand zijn gedrag gaat veranderen, bijvoorbeeld wanneer hij zichzelf een ander patroon aanleert. Zeker wanneer iemand daar net mee begint, moet hij zichzelf steeds cognitief aansturen om iets te doen of te laten, vaak gedurende de hele dag.

Zelfcontrole is te vergelijken met de eigenschappen van een spier. Iemand die honderd kilo kan tillen, is sterker dan iemand die vijftig kilo omhoog krijgt. Voor zelfcontrole geldt hetzelfde: sommige mensen kunnen de grootste verleidingen weerstaan, terwijl voor een ander alleen een geur al voldoende is om ze over de streep te trekken. Als iemand geen honderd kilo kan tillen moet je het ook niet van hem vragen. Toch lijken sommige mensen deze strategie wel toe te passen.

Te moeilijke veranderingen waarbij veel zelfcontrole vereist wordt, lopen meestal uit op een teleurstelling. Het is daarom essentieel dat de verandering en de vereiste zelfcontrole niet te zwaar zijn, maar ook zeker niet te makkelijk uitvoerbaar. In het licht van zelfcontrole is het trainingsprincipe hier leidend. Wanneer je zwak bent en sterker wilt worden, kan dat maar op een enkele manier: door te trainen met de juiste intensiteit en frequentie.

Net zo goed als een spier veel of weinig uithoudingsvermogen kan hebben, heb je ook veel of weinig uithoudingsvermogen om zelfcontrole toe te passen. Deze vergelijking heeft een aantal consequenties. Onze ervaring is dat cliënten meestal weinig uithoudingsvermogen hebben. Even lukt wel, maar iets lang volhouden is veel lastiger. Dit betekent dat zelfcontrole op kan gaan, als je er veel gebruik van maakt. Waar de een pas na twintig kilometer hardlopen moe is, zit de ander er al na honderd meter doorheen. Voor zelfcontrole geldt hetzelfde: mensen die weinig uithoudingsvermogen hebben, zullen sneller vermoeid raken. Zeker wanneer ze veel cognitieve sturing nodig hebben (bij complexe of veel voorkomende contexten) zullen ze eerder uitgeput zijn.

Naast arbeid of het veel controle moeten uitoefenen, zorgen stress, negatieve emoties, algehele vermoeidheid, systemische ziekten, enzovoort, ervoor dat 'de tank' snel leeg is en het vermogen om controle uit te oefenen snel op is. Mensen met relatieproblemen, geldzorgen, conflicten op het werk, enzovoort, hebben in de regel veel moeite om te veranderen. Veel cliënten hebben helaas vaak last van een aantal van deze factoren en hebben dus maar weinig uithoudingsvermogen of energie. Wanneer de energie op is heeft dit negatieve gevolgen voor de veerkracht, het doorzettingsvermogen, de uitgestelde beloning en de frustratietolerantie.

INTERVENTIE

Net als uithoudingsvermogen van een spier te trainen is, kan zelfcontrole geoefend worden. Hierbij gelden dezelfde wetmatigheden:

- de 'intensiteit' van de training (dat wil zeggen: de duur en moeilijkheidsgraad van de controle die uitgeoefend moet worden) moet uitdagend genoeg zijn;
- overtraining (dat wil zeggen: te moeilijke of langdurige zelfcontrole) zorgt ervoor dat het uithoudingsvermogen afneemt;
- tussen de 'inspanningen' door moet de cliënt voldoende rusten, zowel in fysieke als mentale zin.

Het is de taak van de leefstijlcoach om in te schatten of iemand 'trainbaar' is. Dit is onder andere afhankelijk van ernstige emotionele problemen, depressie, angststoornissen en persoonlijkheidsstoornissen. Daarnaast moet worden ingeschat of er voldoende zelfcontrole kan worden opgebouwd om een leefstijlverandering te doorstaan. Zeker bij eetstoornissen en verslavingen kan hiervoor extra hulp door een team specialisten onontbeerlijk zijn. Om goed gebruik te kunnen maken van zelfcontrole, zijn er grofweg drie strategieën te onderscheiden: opzoeken van positieve emoties, rusten en cognitieve ontlasting (zie tabel 6.5).

Tabel 6.5 Mogelijke interventies bij geringe zelfcontrole.	
Opzoeken van positieve emoties	Imaginatie
	Bewust plannen van plezierige activiteiten
Ondersteuning bij relaxatie	Meditatie
	Yoga
	Hobby's
	Siësta
	Verkennen eigen slaapcyclus
	Discipline en regelmaat
Cognitieve ontlasting	Implementatie intenties
	Vooraf plannen
	Taak trainen
	Beperken aantal taken of complexiteit ervan

Positieve emoties opzoeken
Door de cliënt bewust te laten fantaseren over de positieve gevolgen
(en de daarbij behorende positieve emoties) van een leefstijlverandering, wordt het makkelijker om de zelfcontrole te vergroten of 'bij te
tanken'. Deze fantasie geeft veel mensen extra energie, wanneer ze
het gevoel hebben terug te vallen in oude gewoonten. Wanneer een
cliënt bewust plezierige activiteiten plant, leidt dit meestal tot mentale
ontspanning. Mensen 'maken hun hoofd leeg' en zijn bezig met plezier maken (en dus niet met zaken die veel zelfcontrole vragen). Zeker
wanneer iemand het veranderen bijna obsessief aanpakt, kan het zinvol zijn om er geregeld bewust even 'uit' te zijn.

Rusten
Rusten verdient wat ons betreft een bijzondere plek in dit geheel en
vormt voor veel mensen de sleutel tot meer zelfcontrole. Net als bij
training geldt dat rust net zo belangrijk is voor vooruitgang als arbeid.
Met rusten worden hier situaties bedoeld waarin mensen zowel mentaal als fysiek ontspannen zijn. Veel cliënten lijken dit te vergeten of
kunnen dit niet, en zijn daardoor oververmoeid (zowel mentaal als fysiek). Cliënten die oververmoeid zijn of niet kunnen rusten, zullen van
een verandering (waarmee cognitieve inspanning gepaard gaat) nog
vermoeider raken en snel afhaken. De leefstijlcoach kan cliënten ondersteunen bij het rusten, door informatie te bieden en vaardigheden
uit te leggen (zie tabel 6.5).

Implementatie-intenties
Een manier om een jezelf cognitief te ontlasten, is gebruik maken van
implementatie-intenties. Dit zijn 'als ..., dan ...'-regels die mensen
kunnen helpen hun gedrag te automatiseren (bijvoorbeeld: 'als ik een
sigaret aangeboden krijg, dan neem ik kauwgom', en: 'als ik weinig
motivatie heb om te sporten, dan denk ik aan het energieke gevoel dat
ik meestal heb na het sporten'). De truc is om deze implementatie-
intenties vooraf te bedenken, aan de hand van bijvoorbeeld risicositu-
aties. Dit vooraf bedenken heeft als voordeel dat je er in alle rust over
kunt nadenken en eventueel met anderen kunt overleggen. Op het
moment zelf hoef je er dan niet over na te denken, waardoor de kans
op terugval kleiner is. Dit geeft op dat moment dus een cognitieve
ontlasting.
Als het alternatieve gedrag (bijvoorbeeld kauwgom nemen) gelukt is
en een goed gevoel geeft, wordt het de volgende keer waarschijnlijker
dat je opnieuw kauwgom zult nemen. Als je dit maar vaak genoeg
doet, wordt het een automatisme.

Plannen

Door vooraf een plan te maken of gebruik te maken van schema's en agenda's wordt de te volgen route uitgestippeld. Dit kost minder cognitieve inspanning dan bij elke afslag te moeten bedenken waar je heen wilt. Door intensief stil te staan bij het plan (in samenwerking met anderen) zorgt de cliënt 'onderweg' voor cognitieve ontlasting.

Taak trainen

Een derde manier waarmee een cliënt zich cognitief kan ontlasten, is door een taak eenvoudigweg te trainen. Op dezelfde manier waarop iemand leert fietsen kan iemand ook specifiek gedrag leren. Bij wijze van spreken eerst met zijwieltjes en vervolgens zonder, eerst in een veilige situatie en later in druk verkeer. Dit kan toegepast worden bij specifieke gedragingen zoals sporten en gezond eten. Dit hoeft niet meteen perfect en kan stapsgewijs plaatsvinden.

Voor cliënten is het nogal eens alles of niets, bijvoorbeeld met eten: ofwel supergezond, ofwel de oude eetgewoonten. Mislukt het dan zijn zij ontevreden en daalt over het algemeen de zelfeffectiviteit. Het is daarom beter om geleidelijk te veranderen. Stel dat iemand, die erg gevoelig is voor sociale druk, bezig is met het aanleren van gezond eten. In dat geval kan het een prima tussenoplossing zijn als hij zich eerst concentreert op thuis gezond eten. Gaat dat goed, dan kan de stap gezet worden naar gezond eten in andere situaties.

Beperken van het aantal taken en de complexiteit ervan

Wanneer iemand voor het eerst rijles neemt, hoeft hij over het algemeen niet alles tegelijk te leren. Pas als hij de besturing van de auto beheerst, kan hij deelnemen aan het verkeer. Net als bij autorijden is het daarom verstandig om bij een leefstijlverandering aan één of twee veranderingen tegelijk te werken. Daarnaast speelt de complexiteit een rol. Veel moeilijke taken moeten uitvoeren zorgt ervoor dat de energie om deze taken uit te voeren snel op is. Soms kan de taak zelf te moeilijk zijn, zoals nee zeggen tegen een sigaret. Als dit te moeilijk is en de implementatie-intenties niet afdoende, kan iemand deze situaties beter vermijden.

6.10   Vraag 3. Hoe betrek je jouw omgeving bij het veranderen?

Eerder kwam de balans tussen persoon en omgeving ofwel PO-fit aan bod. Mensen zijn in essentie sociale wezens. We interacteren dagelijks met onze omgeving en vooral met andere mensen in die omgeving. Deze omgeving bestaat zowel uit plaatsen en dingen (bijvoorbeeld de leefomgeving of welk voedsel aanwezig is) als uit personen. De interactie tussen omgeving en persoon is van groot belang voor een succesvolle verandering.

We hebben al uitgebreid stil gestaan bij de invloed van sociale factoren op ons gedrag en op onze motivatie om tot ander gedrag te komen (bijvoorbeeld sociale normen, sociale identificatie, sociaal leren en sociale steun, zie hoofdstuk 5). Net als bij motivatie is het essentieel dat we ook over vaardigheden beschikken om onze omgeving te betrekken bij het veranderen van de leefstijl. Vaardigheden waarvan wij frequent merken dat ze hierbij een belangrijke rol spelen zijn:
- assertiviteit en grenzen stellen;
- gesprekken initiëren en voeren;
- relaties uitdiepen;
- empathie en aandacht;
- kritiek geven en ontvangen;
- samenwerken;
- omgaan met lastig gedrag.

In grote lijnen kun je stellen dat de persoon-omgeving-fit (PO-fit) in het kader van leefstijlverandering helpend of juist remmend kan zijn. Indien iemand besluit een veel actievere leefstijl na te streven met een uitgebalanceerd voedingspatroon, is het belangrijk hoe de sociale omgeving van de persoon eruitziet. Is bijvoorbeeld sportief bewegen en verantwoord eten de norm, dan zal de omgeving eerder helpend dan remmend zijn. Vaak zien we echter het tegenovergestelde patroon: een omgeving die niet of nauwelijks aansluit bij de individuele veranderdoelen. Er ontstaat dan een verstoring van de PO-fit, waardoor de omgeving een belangrijke tegenkracht gaat vormen.

INTERVENTIE

Het is van groot belang dat de leefstijlcoach samen met de cliënt in kaart brengt welke aspecten van de omgeving (plaatsen of dingen en personen) helpend en welke juist remmend zijn in relatie tot de persoonlijke doelen. Deze analyse komt terug in het volgende onderdeel van het actieplan (zie tabel 6.6).

In relatie tot de vraag 'wat kan ik doen om dit te veranderen?' kan het zinvol zijn om met de cliënt de invloeden in kaart te brengen, met behulp van de cirkels van invloed (zie figuur 5.7). Hiermee kun je samen een inschatting maken van factoren waar je direct, indirect of geen invloed op kunt uitoefenen. Vervolgens kan de vraag centraal staan welke vaardigheden er nodig zijn om deze invloeden te optimaliseren. Soms zijn mensen geneigd om hun invloed als gering te omschrijven,

Tabel 6.6 Vervolg actieplan: Helpende en remmende dingen in de omgeving.	
Helpende & remmende zaken	**Plaatsen en dingen**
Is er iets in mijn fysieke omgeving dat het moeilijker of makkelijker maakt om het gewenste gedrag te vertonen?	
Wat kan ik doen om dit te veranderen of behouden?	
	Personen
Wie heb ik om me heen die het voor mij moeilijk of makkelijk maakt om het gewenste gedrag te vertonen?	
Wat kan ik doen om dit te veranderen of behouden?	

omdat ze geen duidelijk beeld hebben van hun eigen vaardigheden om de omgeving te beïnvloeden.

Soms is het genoeg de cliënt zich bewust te laten worden van de ingewikkelde interactie tussen hem en zijn omgeving en welke rol sociale vaardigheden hierbij spelen. Een aantal van deze vaardigheden komt ook tot ontwikkeling wanneer mensen eenvoudigweg een andere sociale omgeving opzoeken. Het leerprincipe 'afkijken' lijkt dan een grote rol te spelen.

Het komt ook voor dat de cliënt actief ondersteuning moet zoeken bij het verder ontwikkelen van dit soort vaardigheden. Dit is niet primair het terrein van de leefstijlcoach. Maar het lijkt wel zinvol om door te verwijzen naar professionals die hier gericht ondersteuning bij kunnen bieden. Andere mogelijkheden zijn internetcursussen en zelfhulpboeken.

6.11   Vraag 4. Hoe ga je om met stress?

Veranderen van gewoontegedrag is lastig en soms zelfs ronduit stressvol. Los van de stress die mensen kunnen ervaren als gevolg van hun leefstijl, kan er ook stress ontstaan als gevolg van het veranderen: mensen bewegen weg uit de 'comfort zone'. Eerder bespraken we al de merkwaardige dubbelrol die stress speelt bij leefstijlverandering (zie hoofdstuk 2). In algemene zin valt er wel het een en ander te zeggen over strategieën die helpen de stress van het veranderen beter aan te kunnen. Belangrijke thema's zijn hier ontspannen, plannen en relativeren.

ONTSPANNEN

Zo vanzelfsprekend als het vermogen te ontspannen is voor de een, zo
lastig is het voor de ander. Het probleem van zo'n gebrek aan ontspanning is dat er geen voor iedereen werkende oplossing voor is. Net zoals stress voor iedereen op een andere manier uitwerkt, is ontspanning
iets heel persoonlijks. De een zal een voorkeur hebben voor actieve
vormen van ontspanning (zoals sporten, wandelen, dansen en yoga)
terwijl de ander vooral ontspant in de sauna, tijdens het lezen van een
goed boek of het horen van een favoriet stuk muziek.

Als mensen een beeld hebben van hun persoonlijke route naar ontspanning, is het relatief eenvoudig om hen weer op het juiste spoor te
krijgen. Vaak weten mensen wel hoe ze kunnen zorgen voor ontspanning, maar zijn die activiteiten zomaar van de agenda verdwenen. Hier
lijkt de aangewezen route het gewoonweg weer gaan plannen van ont-
spannende activiteiten.

Interventie

Soms is professionele ondersteuning gewenst, zoals met de adem-
en ontspanningstherapie volgens de methode van Dixhoorn of met
'mindfullness'. Als het gebrek aan ontspanning een belemmering lijkt
te vormen die de cliënt niet zelf kan oplossen, is het zinvol om de cli-
ent te verwijzen naar experts op dit gebied.

PLANNEN

Het maken van een goede planning is eerder besproken bij het actieplan. Een goede planning maakt het voor mensen makkelijker om te
veranderen en reduceert daarmee in veel gevallen de stress van het
veranderen zelf. Los van de genoemde elementen van het plannen van
verandering is het relevant te kijken naar timemanagement. Veel mensen verliezen de greep op hun goede voornemens doordat ze niet goed
in staat zijn prioriteiten te stellen. Bij plannen gaat het niet alleen om
activiteiten in de agenda noteren, maar ook om het vermogen prioriteiten te bepalen en daar ruimte voor te maken. Bij het onderzoeken
van prioriteiten kan teruggegrepen worden op thema's die eerder in
dit boek aan de orde kwamen, zoals het begrip risicoperceptie en daaraan gerelateerde thema's als urgentie en persoonlijke duiding.

Interventie

Het is zinvol om met de cliënt te bekijken welke prioriteiten er zijn en
hoe ze precies tot stand zijn gekomen. Dit levert over het algemeen
confronterende momenten op, maar dit is leerzaam en leidt tot het

opschonen van de agenda. De volgende invuloefening in kan hierbij helpend zijn.

Prioriteiten in de afgelopen week

In het prioriteitenschema van tabel 6.7 kun je de activiteiten van de afgelopen week noteren. Maak daarbij onderscheid tussen activiteiten die dringend waren en activiteiten die konden wachten. Maak daarna onderscheid tussen belangrijke (dringend) en onbelangrijke activiteiten (kan wachten).

Tabel 6.7 Prioriteitenschema.		
Week ...	Dringend	Kan wachten
Belangrijk	...	...
Onbelangrijk	...	...

Je hebt nu materiaal van een week verzameld om te kijken naar jouw prioriteiten. Als je het geheel overziet, ontdek je misschien een patroon. Wat valt je op? Werk aan de hand van onderstaande punten uit wat voor jouw weekinvulling kenmerkend is. (Sla over wat geen betrekking op jou heeft.)

Tabel 6.8 Uitwerking weekschema.	
Ik doe wat tot mijn 'plichten' gerekend mag worden, zoals:	...
Ik doe vooral dingen waar ik goed in ben, zoals:	...
Ik doe meer dan wat tot mijn 'plichten' gerekend mag worden, zoals:	...
Ik doe vooral dingen waar ik waardering voor krijg, zoals:	...
Ik doe vooral dingen die voor mij persoonlijk belangrijk zijn, zoals:	...

RELATIVEREN

Een van de meest krachtige interventies die mensen kunnen inzetten is het relativeren van de situatie(s) waarin ze zich bevinden. Mensen kunnen soms last hebben van een manier van denken die gedomineerd wordt door negatieve gedachtenpatronen. Een van de patronen die sterk bijdragen aan het ervaren van stress en angst, is 'rampdenken'. Mensen zijn dan geneigd om steeds te denken in patronen van 'als dit ..., dan dat ...' Zo kunnen zij van iets relatief kleins, iets heel groots maken. Het is in dit soort situaties zinvol om mensen te confronteren met hun manier van denken en vervolgens de gevolgen hiervan in de zin van stress te laten benoemen. Vanuit de cognitieve benadering wordt bij dit soort patronen wel gewerkt met het achtstappenplan.

Interventie

Een van de mogelijkheden om de cliënt te leren controle te krijgen over stress, is het achtstappenplan uit de rationeel-emotieve therapie.

Achtstappenplan

1 Beschrijf de gebeurtenis of situatie die het ongewenste gevoel en gedrag oproept.
2 Beschrijf het ongewenste gevoel en het gedrag dat daarmee samenhangt.
3 Beschrijf de gedachten of redeneringen die het ongewenste gevoel en gedrag veroorzaken.
4 Formuleer hoe je je wilt voelen of gedragen, als dergelijke situaties zich voordoen. Kies reële gevoelens en gedrag.
5 Daag jezelf eens uit en stel de niet-realistische gedachte ter discussie.
6 Formuleer nieuwe helpende, rationele gedachten en redeneringen.
7 Beproef het resultaat: hoe voelt het om er zo tegenaan te kijken? Helpt het om te komen tot ander gedrag?
8 Maak een oefenprogramma en voer het uit. Pas de meer rationele en productieve denkwijze in het gedrag toe.

Samenvatting

» In hoofdstuk 6 stonden we stil bij kernvraag 3: 'hoe kan ik mijn keuze(s) omzetten in gedrag?' Bij het omzetten van keuzes in concreet gedrag spelen een viertal vaardigheden een centrale rol:
    – uitvoervaardigheden;
    – motivatievaardigheden;
    – sociale vaardigheden;
    – vaardigheden om stress te beheersen.
» Bij deze vraag zijn in de leefstijlcoaching de volgende vragen aan de orde:
    – Hoe ga je het precies uitvoeren?
    – Hoe blijf je gemotiveerd?
    – Hoe betrek je jouw omgeving bij het veranderen?
    – Hoe ga je met (verander)stress om?

» Leren houdt ook in het loslaten van oude en het ontwikkelen en integreren van nieuwe gedragspatronen:
  – door naar anderen te kijken;
  – door te doen;
  – door achteraf of voorafgaand over gedrag na te denken.
» De vraag: 'hoe ga je het precies uitvoeren?', laat zich na het formuleren van doelen en bijbehorende strategieën beantwoorden middels het bespreken van onder meer de volgende thema's:
  – bewegen;
  – voeding;
  – meten gezondheidseffecten;
  – ziekten en aandoeningen;
  – pijn en vermoeidheid.
» Het bespreken van 'actie' gaat steeds gepaard met de volgende vragen:
  – Wat ga ik precies doen?
  – Waar ga ik dat doen?
  – Wanneer ga ik dat doen?
  – Met wie ga ik dat doen?
» Gemotiveerd blijven hangt samen met:
  – planning;
  – sub- en fasedoelen;
  – evalueren en belonen;
  – zelfcontrole;
  – rolmodellen;
  – implementatie intenties;
  – zelfeffectiviteit;
  – helpende context/sociale omgeving;
  – supportinstrumenten.
» Bij het betrekken van de omgeving bij de veranderingen spelen de volgende gedragingen een rol:
  – assertief zijn;
  – gesprekken initiëren en voeren;
  – relaties uitdiepen;
  – empathie en aandacht;
  – aansluiting bij een 'groep';
  – sociale steun vragen en geven.
» Omgaan met (verander)stress is helpend bij het bereiken van de gestelde doelen:
  – door bewust en frequent te ontspannen;
  – door prioritering en planning;
  – door relativering.

» In deze fase is het essentieel te werken met een actieplan:
  – hoofdoel(en), strategieën, subdoelen, schema's, planning;
  – evalueren (uitkomsten en proces) en belonen;
  – helpende en remmende dingen (gedachten, fysieke en sociale
    omgeving).

Tabel	Actieplan.	
Mijn algemene doel is		...
Waarom heb ik dat doel? (kernwaarden)		...
Strategieën		1 ...
		2 ...
		3 ...
		4 ...
Subdoelen actie		...
Wat ik ga doen?		...
Waar ga ik dat doen?		...
Wanneer ga ik dat doen?		...
Met wie ga ik dat doen?		...
Feiten		**Gevoelens**
Wat ga ik evalueren?		
Wanneer ga ik dat evalueren?		
Hoe ga ik dat evalueren?		
Met wie ga ik dat evalueren?		
Hoe ga ik mezelf belonen als ik mijn doelen haal?		
Wat ik ga doen wanneer ik niet tevreden ben met mijn resultaten?		
Helpende & remmende zaken		**Plaatsen en dingen**
Is er iets in mijn fysieke omgeving dat het moeilijker of makkelijker maakt om het gewenste gedrag te vertonen?		
Wat kan ik doen om dit te veranderen of behouden?		
		Personen
Wie heb ik om me heen die het voor mij moeilijk of makkelijk maakt om het gewenste gedrag te vertonen?		
Wat kan ik doen om dit te veranderen of behouden?		

Kernvraag 4: hoe kan ik duurzaam veranderen?

7.1 Inleiding

Het uiteindelijke doel van een gedragsverandering is gedragsbehoud. Een krachtige en duurzame gedragsverandering vindt plaats op het moment dat de gezonde leefstijl net zo normaal is geworden als de oude leefstijl dat was. Het kost geen of weinig energie en men denkt er ook niet of nauwelijks meer bij na. Daarnaast zijn er situaties denkbaar waarbij iemand al voor langere tijd ander gedrag vertoont, maar het moeite blijft kosten om het specifieke gedrag te vertonen. Afgaand op het gedrag is de persoon veranderd, maar toch is dit een kwetsbare situatie. Het oude gedrag is niet vervangen door het nieuwe; het is - weliswaar op de achtergrond - nog steeds aanwezig.

Dit hoofdstuk beschrijft thema's die voorspellen of iemand echt zal veranderen en of er sprake zal zijn van een duurzame gedragsverandering. Dit speelt nog niet bij mensen die veel schommelingen vertonen en/of bij wie de verandering heel kwetsbaar is. Een aantal van deze thema's werd al bij de vorige fasen besproken. Van deze thema's is essentieel gebleken dat ze aandacht blijven krijgen. Daarnaast zijn er ook nieuwe thema's die kenmerkend zijn voor een duurzame gedragsverandering.

In deze vierde fase staat het actieplan nog steeds centraal, ook al is dit in de praktijk minder prominent aanwezig dan in de vorige fase. De overgang van de vorige fase naar deze is dan ook vaag. Er is geen duidelijke scheidslijn aan te geven. Onze ervaring is dat de factoren uit de laatste fase op zijn vroegst pas echt een rol gaan spelen na negen maanden tot een jaar. Dit geeft aan hoe belangrijk de derde fase is en de tijd die het kost voordat nieuw gedrag op een passende manier een plek heeft gekregen in het leven van de cliënt.

7.2   Casus

Barbara (29) leidt, zoals velen tegenwoordig, een druk bestaan. Ze is moeder van drie kinderen, van wie de oudste vijf jaar is en de jongste elf maanden. Daarnaast werkt ze sinds kort weer parttime als kapster in een dameskapsalon. De opvang van de kinderen is gelukkig goed geregeld, doordat haar moeder graag bijspringt. Barbara's man werkt bij een groot transportbedrijf en maakt vaker vijftig dan veertig uur per week. Al met al heeft Barbara geregeld het gevoel tijd te kort te komen in haar dagelijks bestaan. Ze sport op dit moment niet of nauwelijks, maar vroeger ging ze tweemaal per week naar aerobics. Het lijkt haar een goed idee om dit weer op te pakken of bijvoorbeeld zumba te gaan doen. Onlangs is ze weer begonnen met roken, hoewel ze zich had voorgenomen dit nooit meer te doen. Al twee keer eerder is ze gestopt, vanwege de zwangerschap, maar toch steeds weer voor de bijl gegaan.

NIET ROKEN TIJDENS DE ZWANGERSCHAP

Met het niet roken tijdens haar zwangerschappen had Barbara niet veel moeite. Het is toch logisch dat je omwille van de gezondheid van je kinderen niet rookt en het aantal glaasjes alcohol beperkt? Het is opvallend dat Barbara een vanzelfsprekend en krachtig risico ervaart in relatie tot de gevolgen van roken en drinken voor haar kinderen, terwijl ze daar voor zichzelf een ander gevoel bij heeft. In het gezin waarin ze zelf opgroeide was het vrij normaal dat er gerookt werd, eigenlijk was alleen haar jongste zus niet-roker. Barbara heeft wel degelijk regelmatig nagedacht over de gevolgen van roken voor haar gezondheid, maar toch is het haar tot op heden niet gelukt om blijvend te stoppen met roken. Gedachten die haar doen twijfelen aan de noodzaak om definitief te stoppen zijn: 'ach, ik merk er nog niet zoveel van, ik hoest nauwelijks' en 'als ik sport hou ik het nog prima vol, zonder buiten adem te raken.' Of: 'ik ben pas 29 jaar en heb dus nog tijd genoeg om te stoppen, voor het te laat is.'

Het lijkt duidelijk dat Barbara voor zichzelf nog niet zulke grote risico's ziet, in het dagelijks leven nauwelijks nadelige gevolgen merkt en ook geen gevoel van urgentie heeft waar het gaat om het veranderen van haar rookgedrag. Dit illustreert dat er, naast de thema's uit fase 4, dus ook nog enkele thema's uit eerdere fasen invloed hebben op Barbara's gedrag.

OORZAAK TERUGVAL

Nu Barbara weer een tijdje aan het werk is, merkt ze dat ze het werk en de collega's toch wel gemist heeft. Het is altijd erg gezellig en ze is inmiddels weer aardig bijgepraat met de laatste roddels. Het was tijdens een pauze op het werk dat een collega haar vroeg of ze ook een sigaret wilde. 'Ach, eentje kan geen kwaad', dacht Barbara en ze nam, na meer dan een jaar zonder roken, weer een trekje. Het was typisch zo'n moment waarbij het voor haar eigenlijk heel normaal voelde om te roken: een korte pauze op het werk, een bezoekje aan de kroeg en bij een lekker bakje koffie. In eerste instantie was Barbara wel wat teleurgesteld na die eerste sigaret maar ze dacht: 'als ik nu alleen maar tijdens de pauzes op mijn werk rook en verder niet, dan kan het niet zo veel kwaad.' Binnen een maand zat het roken weer in haar routine en nu is er van matigen geen sprake meer. Een bijkomend voordeel is dat Barbara, sinds ze weer rookt, die laatste vier kilo die ze nog te zwaar was vrij snel kwijt is geraakt. Dit heeft ze bij eerdere gelegenheden ook gemerkt: kennelijk word je van niet roken dikker.

STRESS

Iedereen die Barbara kent weet dat ze een wat nerveuze aard heeft. Het is dan ook niet verwonderlijk dat ze met de dagelijkse drukke agenda van werk, gezin en vriendenkring regelmatig gestresst raakt. Tijdens deze perioden van stress merkt Barbara dat ze nog meer dan anders naar een sigaret verlangt. Je zou kunnen zeggen dat ze een sigaret onder die omstandigheden als een soort beloning ervaart. Roken voelt echt aan als een welkome afleiding; even een momentje voor jezelf. Toch zijn er veel momenten waarop ze iets van ambivalentie ervaart ten aanzien van haar rookgedrag. Ze heeft allerlei gedachten waarmee ze het roken goedpraat maar tegelijkertijd ook een steeds sterker gevoel van onbehagen. Ze heeft besloten in ieder geval thuis niet meer te roken, zodat haar kinderen er in ieder geval geen nadeel van ondervinden.

EENS EEN ROKER ALTIJD EEN ROKER?

Soms bekruipt Barbara het gevoel dat ze nooit helemaal los zal komen van het roken. Ondanks herhaalde pogingen te stoppen, komt ze toch steeds weer uit op het punt waarop ze terugvalt. Dit heeft nogal wat invloed op haar zelfvertrouwen. Als het nu al driemaal mislukt is, waarom zou het haar in de toekomst dan wel lukken? Dat ze eigenlijk niet precies begrijpt waarom het niet lukt, draagt sterk bij aan een groeiend gevoel van onmacht. De ene dag denkt ze te moeten accepteren dat ze nu eenmaal een roker is en dat het bij haar hoort. Maar op andere dagen wil ze toch echt voorgoed van het roken af. Een ding staat voor haar als een paal boven water: zonder hulp gaat het haar niet lukken.

7.3   Doel van deze fase

Voor iemand die zich al langere tijd een andere leefstijl heeft aange-
wend, is het noodzakelijk de verandering stevig te verankeren. Zo
stevig, dat hij zich niet meer hoeft vast te klampen en voorkomt dat hij
weer meegesleurd wordt door factoren die zijn verandering bedreigen.
De energie die nodig is voor het veranderproces neemt geleidelijk af,
totdat de nieuwe leefstijl gewoon is geworden. De ultieme verandering
is misschien wel een veranderde identiteit, die soms gepaard gaat met
sociale bevrijding.
De basis voor deze verankering is voor een groot gedeelte in de vorige
fase gelegd. Zo is er een aantal thema's waarvan het essentieel is gebleken dat ze aandacht blijven krijgen, ook als iemand al langere tijd
ander gedrag vertoont. Naast deze 'bekende' thema's speelt bij deze
verankering een aantal nieuwe thema's. De vragen in figuur 7.1 spelen
bij die verankering een hoofdrol.

7.4   Vraag 1. Hoe bekrachtig je jezelf: Bekrachtiging en Feedback

Om bekrachtigd te kunnen worden in gedrag, is feedback nodig.
Hiervoor gelden de feedbackstrategieën die in fase 3 zijn uiteengezet.
Net als in de vorige fase is het ook in deze fase essentieel dat mensen
feedbackloops en feedbackmomenten blijven benutten. Deze feedback
kan plaatsvinden op de niveaus van gedrag, inzet, barrières, proces en
sociale omgeving.
De centrale gedachte achter bekrachtiging is dat mensen bij positieve
feedback sneller geneigd zijn om dat gedrag nogmaals te vertonen.
Maar juist wanneer mensen langer bezig zijn met een leefstijlverandering bestaat er een kans dat ze terugvallen in hun oude gedragspa-
troon. Deze gedragspatronen zijn immers in sterke mate verankerd
in de hersenen. Dit geldt in deze fase zowel voor oude als nieuwe
gedragspatronen. Op het moment dat iemand voor een langere periode nieuw gedrag vertoont, raken deze gedragspatronen geleidelijk
ingesleten. Je maakt op dat moment minder of geen gebruik van de
neurale netwerken die gebruikt werden bij het oude gedrag. Vervaging
van de oude neurale netwerken en verankering van de nieuwe neurale
netwerken heeft als voordeel dat het gedrag steeds meer automatisch
gaat verlopen. Wanneer dit niet gebeurt, is de kans groot dat iemand in
situaties van stress, vermoeidheid, frustratie, enzovoort, weer gebruik
gaat maken van de oude neurale netwerken (en dus het oude gedrag).

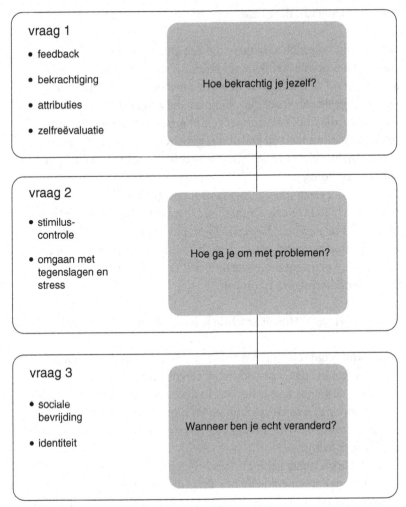

Figuur 7.1 *Vragen en thema's in de vierde fase.*

METEN

In het actieplan wordt steeds geëvalueerd op gedrag, inzet, barrières, het proces en de invloed van de omgeving. Deze evaluatie vindt vanzelfsprekend plaats, door het systematisch meten en evalueren van uitkomsten, beloningen, aanpassen van het actieplan en het gedrag. In deze fase kan dus de routine vanuit het actieplan doorgetrokken worden, terwijl op alle relevante stappen metingen plaatsvinden. Daarnaast kunnen cliënten natuurlijk ook op eigen gelegenheid hun eigen manier van bekrachtigen beschrijven: 'ik beloon mezelf wanneer ik weinig vet eet', 'ik probeer realistische doelen te stellen, in plaats van de lat zo hoog te leggen dat ik waarschijnlijk toch faal', en: 'wanneer ik veel beweeg, vertel ik mezelf dat ik goed voor mijn lichaam zorg.'

INTERVENTIE

Hoewel de frequentie van feedbackmomenten in de regel afneemt naarmate de verandering normaler is geworden, moeten deze blijven bestaan. Periodieke feedbackmomenten (zoals gezondheidschecks en preventieconsulten) zorgen ervoor dat mensen feedback blijven krijgen over de effecten van hun gedrag. Terugkerende positieve feedback heeft als consequentie dat het nieuwe gedrag sneller en beter ingesleten raakt dan bij het ontbreken van deze feedback. Als leefstijlcoach kun je mensen leren zichzelf continu te blijven bekrachtigen. Daarmee gaat de beloning jarenlang door, zelfs als de leefstijlverandering allang een feit is.

Net als bij bewegen lijkt het logisch dat de neurale netwerken die gekoppeld zijn aan gedrag niet alleen 'oplichten' als iemand het gedrag vertoont, maar ook als hij daaraan denkt of erover fantaseert. Hunkeren naar het oude gedrag (bijvoorbeeld: een zak chips leegeten) en het gevoel dat dit oplevert, kan daarmee de vervaging van de oude neurale netwerken tegengaan en zo de gedragsverandering zeer kwetsbaar maken. In dat geval kan vermijden van situaties waarin de hunkering groter wordt een goede strategie blijken. In het geval van excessieve hunkering bij verslavingen is extra begeleiding noodzakelijk. Andersom is het zo dat zelfs alleen de gedachte aan de positieve respons op een gegeven moment voldoende is om positief bekrachtigd te worden, waarmee de kans op een duurzame verandering toeneemt.

Dit mechanisme kunnen mensen gebruiken bij imaginatieoefeningen over de positieve feedback.

> Voor Barbara kan bijvoorbeeld het gevoel van trots dat ze heeft over zichzelf al positieve feedback zijn, iets waar ze van tijd tot tijd bewust bij kan stilstaan.

De strategie waarmee iemand bekrachtigd wordt, is al uitgebreid besproken in de vorige fase. Onze ervaring leert dat mensen op een gegeven moment stoppen met zichzelf actief te bekrachtigen. In deze fase is het juist van belang om die strategie verder uit te werken, te gebruiken en te evalueren.

7.5   Vraag 1. Hoe bekrachtig je jezelf: Attributie

Attributie verwijst naar datgene waaraan iemand een resultaat toeschrijft, aan iets of iemand anders (extern) of aan zichzelf (intern). Het vertrouwen en de complimenten die mensen krijgen, zijn daarmee een belangrijke factor die zowel in deze als de vorige fase belangrijk is. Vooral wanneer de complimenten komen van mensen die de cliënten waarderen of respecteren, is dit extra waardevol. Wanneer iemand daarbij nog de overtuiging heeft dat hij dit aan zichzelf te danken heeft, is dat een belangrijke voorspeller voor duurzaamheid.

Zoals gezegd, lijkt het logisch dat de verankering van de nieuwe neurale netwerken sneller en sterker verloopt wanneer mensen er een positieve emotie bij hebben. Een interne attributie gaat dan ook in de regel gepaard met een gevoel van controle en positieve emoties, wat essentieel is voor een stevige verankering van gedrag. Een externe attributie bij succes (bijvoorbeeld: 'dat komt niet door mij') is in deze fase op zijn zachtst gezegd onhandig en kan duurzame verandering in de weg staan.

METEN

Een vragenlijst in de context van leefstijlverandering is, voor zover wij weten, niet beschikbaar in de Nederlandse taal. De volgende uitspraken geven een goede indicatie van de manier waarop mensen attribueren.

- 'In welke mate ik slaag in het bereiken van mijn doelen, hangt af van toeval.'
- 'Vooruitgang in mijn leefstijlverandering hangt volledig af van de omstandigheden.'
- 'Ik heb niet de middelen om het resultaat te beïnvloeden.'
- 'Uiteindelijk hangt het resultaat niet af van iemands vaardigheden.'
- 'Energie stoppen in het veranderproces heeft een positief effect op het eindresultaat.'

Deze uitspraken kunnen ook gekoppeld worden aan specifieke ervaringen (zowel positief als negatief) om erachter te komen hoe iemand attribueert. Ze kunnen worden gescoord met een vierpuntsschaal (1 = helemaal mee oneens; 2 = mee oneens; 3 = mee eens; 4 = helemaal mee eens).

INTERVENTIE

Zoals gezegd, hebben mensen vertrouwen en complimenten nodig. Wanneer deze niet automatisch uit de omgeving komen, kunnen cliënten mensen verder betrekken bij hun veranderproces door er bijvoorbeeld naar te vragen (voor de benodigde sociale vaardigheden zie hoofdstuk 6). Ook kun je als leefstijlcoach een belangrijke rol spelen bij het geven van vertrouwen en complimenten. De kracht van positieve feedback is daarmee veel groter dan die van negatieve feedback.

Op het moment dat mensen blijven 'hangen' in de neiging tot externe attributie, kan het nodig zijn dat de cliënt hier extra begeleiding bij krijgt, bijvoorbeeld van een psycholoog. Een zeer negatief zelfbeeld en persoonlijkheidsstoornissen (vaak gepaard gaand met zeer negatieve ervaringen) kunnen hieraan ten grondslag liggen.

7.6 Vraag 1. Hoe bekrachtig je jezelf: Herevaluatie van het zelf

Naast alle aspecten die mensen kunnen evalueren, evalueren mensen ook of hun gevoel over zichzelf verandert. Het beeld dat mensen over zichzelf hebben kan bijvoorbeeld in positieve zin veranderen als ze hun doelen behalen. Attributie speelt hierbij een belangrijke rol. Een positief zelfbeeld is een positieve voorspeller voor een duurzame gedragsverandering, zeker wanneer dit zelfbeeld mede is gevormd door de verandering. Een negatief zelfbeeld lijkt daarentegen een negatieve voorspeller te zijn voor duurzame verandering. Ook hier geldt dat wanneer het zelfbeeld erg negatief is en er geen verandering in komt, een psycholoog een toegevoegde waarde kan hebben.

METEN
De ambivalentieoefening is een voorbeeld van een evaluatie van de eigen persoon (zie hoofdstuk 3). De vraag: 'Hoe voel je je als je veranderd bent?', is een voorbereiding op: '... en wat vind je dan van jezelf?' Deze vraag kan na verloop van tijd nogmaals gesteld worden, samen met de vraag of de voorspelling ook is uitgekomen. Daarnaast kunnen er uitspraken aangevuld worden, zoals:
- 'Ik heb het gevoel dat ik een gezonder en gelukkiger persoon ben, wanneer ik [een gezonde leefstijl heb].'
- 'Ik raak gefrustreerd wanneer ik niet leef zoals ik me had voorgenomen.'
- 'Ik zal zelfverzekerder zijn wanneer ik [een gezonde leefstijl heb].'

Deze vragen kunnen worden gescoord met een vierpuntsschaal (1 = helemaal mee oneens; 2 = mee oneens; 3 = mee eens; 4 = helemaal mee eens).

INTERVENTIE
Als vervolg op de hiervoor genoemde vragen kun je mensen uitnodigen om door middel van een schrijfoefening hun gevoel over zichzelf te evalueren. Deze oefening bevat de opdracht om dit gevoel uitgebreid te beschrijven, inclusief de factoren die hebben bijgedragen aan dit gevoel. Bij factoren die bijdragen aan een positief gevoel, kun je de cliënt

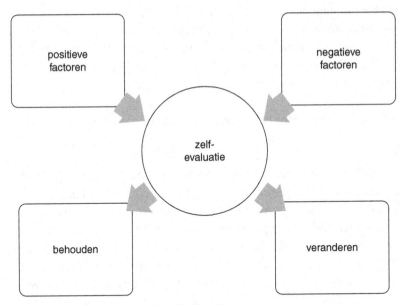

Figuur 7.2   *Schrijfoefening bij zelfevaluatie.*

vragen hoe hij denkt deze te behouden. Bij factoren die bijdragen aan een negatief gevoel, kun je de cliënt juist vragen hoe hij denkt deze te veranderen.

7.7   Vraag 2. Hoe ga je om met problemen: Stimuluscontrole

Ook in deze fase van verandering komen mensen in lastige situaties terecht, zoals een sigaret die aangeboden wordt of een regenachtige gure dag waarop eigenlijk hardgelopen zou worden. Een aantal van deze situaties kunnen nieuw zijn en voor een uitdaging zorgen. Deze stimuli kunnen mensen van hun beoogde pad afbrengen en zo een duurzame verandering in de weg staan. Dit betekent niet dat na één keer niet hardlopen de leefstijlverandering meteen ook mislukt is (hoewel bij roken het gevaar voor terugval wel groter is). Pas als deze situaties de doelen en bijbehorende gedragingen in de weg gaan staan, is het zaak er wat aan te doen door controle te krijgen over deze stimuli. De strategie die mensen toepassen wanneer ze geconfronteerd worden met een situatie waarin controle moet worden uitgeoefend over een stimulus, is voorspellend voor een duurzame verandering.

METEN

Stimuluscontrole kan worden gemeten met de volgende uitspraken:

- 'Ik ben in staat om gedrag te vermijden dat me van mijn doelen af-houdt.'
- 'Zelfs wanneer ik een sterke neiging heb terug te vallen in oude ge-woonten, ben ik in staat dit niet te doen.'
- 'Ik heb dingen in mijn huis of op mijn werk die me herinneren aan [een voedingspatroon met een laag vetgehalte].'
- 'Ik haal dingen weg die bijdragen aan [vet eten].'
- 'Lange perioden doorbrengen in een omgeving die mij stimuleert om [vet te eten], vermijd ik.'

Deze vragen kunnen worden gescoord met een vierpuntsschaal (1 = helemaal mee oneens; 2 = mee oneens; 3 = mee eens; 4 = helemaal mee eens).

INTERVENTIE

Belangrijk bij stimuluscontrole is het onderscheid tussen stimuli die bij een verslaving of psychologische aandoening horen of niet. Wanneer deze onderdeel zijn van een verslaving (zoals roken en alcohol) is er in de regel gespecialiseerde hulp bij nodig. Hetzelfde geldt voor mensen met een psychische aandoening (zoals een eetstoornis). Wanneer er geen sprake is van verslaving of een psychologische stoor-nis, gelden dezelfde principes als bij zelfcontrole (zie hoofdstuk 6). Cliënten zijn tijdens de vorige fase al meermalen situaties tegengeko-men waarbij ze zichzelf cognitief moesten 'sturen', vaak eenvoudig beginnend. In deze fase moeten ook moeilijke situaties te lijf worden gegaan. Daarnaast is het belangrijk dat mensen weerbaar zijn in situa-ties van vermoeidheid, emotionele instabiliteit, drukte en/of stress.

> Voor Barbara geldt dat zulke perioden zich periodiek voordoen. Het is belangrijk dat zij dan weerbaar is. Barbara kan in dat soort situaties strategieën zoals die bij zelfcontrole toepassen (zie hoofdstuk 6).

7.8 Vraag 2. Hoe ga je om met problemen: Omgaan met tegenslag en stress

Veel cliënten die werken aan een leefstijlverandering, doen dit niet voor het eerst. De redenen om te stoppen met de leefstijlverandering zijn legio, maar hebben vaak één ding gemeen: mensen hebben in die periode een lage motivatie en er gebeurt iets waardoor ze een gevoel krijgen zoals: 'laat maar zitten, het heeft toch geen zin', 'het gaat me toch niet lukken', of: 'ik ben het toch niet waard.' Deze gedachtegang kan grofweg twee oorzaken hebben maar hangt meestal samen met een lagere emotionele weerbaarheid. De eerste oorzaak is dat de resultaten of het gedrag dat nodig is sterk tegenvalt. Zo kan iemand zich slecht voelen doordat het niet lukt om van de chips af te blijven, of doordat het afvallen niet zo snel gaat als verwacht. Een tweede oorzaak kan stress zijn: bijvoorbeeld door de verandering zelf of problemen in de werksfeer of privé. De manier waarop mensen met deze situatie omgaan, is bepalend voor het succes of falen van een leefstijlverandering.

METEN

Omdat mensen vaak tegenslagen te verduren krijgen, is het goed om een meting te doen voor de tegenslag zich aandient. De vraag is dan hoe mensen in het verleden op tegenslagen hebben gereageerd. Het is ook mogelijk om de meting na een tegenslag te doen; deze wordt dan automatisch onderdeel van de interventie. Uitspraken waarop gereageerd kan worden:
- 'Het gebeurt vaak dat ik iets anders vind om te doen wanneer het lastig wordt.'
- 'Het is het niet waard om te klagen over je zorgen.'
- 'Wanneer ik een tegenslag ervaar, denk ik vaak lang na over een oplossing.'
- 'Het is vaak zinloos om lang na te denken over een oplossing. Als het niet werkt, kun je je er maar het beste bij neerleggen.'
- 'Wanneer het dreigt fout te gaan, ga ik snel wat anders doen.'
- 'Wanneer dingen niet soepel verlopen, kun je er het beste met anderen over te praten.'
- 'Ik ken mensen die me ondersteunen als het fout dreigt te gaan.'
- 'Wanneer ik voor een moeilijke situatie sta, merk ik dat ik het vaak niet echt probeer.'

Deze vragen kunnen worden gescoord met een vierpuntsschaal (1 = helemaal mee oneens; 2 = mee oneens; 3 = mee eens; 4 = helemaal mee eens).

INTERVENTIE

In de geest van implementatie-intenties kan een cliënt ook hierbij uitgedaagd worden met een 'als ..., dan ...'-redenering. Afhankelijk van de oorzaak kun je de cliënt begeleiden bij het vinden van antwoorden op die situatie. Belangrijk hierbij is wederom dat de cliënt eigenaar van het probleem blijft en je als leefstijlcoach weerstand biedt aan de reparatiereflex.

Er lijkt een groep cliënten te zijn die snel opgeeft en/of weinig doorzettingsvermogen heeft. Zeker bij deze mensen kan het nuttig zijn om, wanneer dit stelselmatig en ook op andere levensterreinen voorkomt, hiervan een serieuze inventarisatie te laten maken door een psycholoog of andersoortige therapeut.

7.9   Vraag 3. Wanneer ben je echt veranderd: Sociale bevrijding

Mensen die bij een leefstijlcoach komen, leven veelal in een sociale context die het hun niet gemakkelijk maakt om te veranderen (voor de factoren die hierbij een rol spelen zie hoofdstuk 6). Bij sociale bevrijding gaat het niet om een specifiek element binnen een sociale context maar om het zich, in positieve zin, losmaken van de omgeving of de omgeving zo te veranderen dat deze helpend wordt.

Wanneer mensen zich 'bevrijden' laten ze zich niet remmen door geldende normen, druk of het ontbreken van steun in die omgeving. Dit losmaken betekent niet per definitie dat ze zich afkeren tegen de sociale context. Vaker wordt een andere context veel bepalender voor gedrag dat is gerelateerd aan gezondheid, of verandert de context op een dusdanige manier dat deze bevrijdend werkt. Dit kan betekenen dat de sociale context op allerlei gebieden een sterke invloed heeft op het gedrag van mensen, behalve als het gaat om een gezonde leefstijl. Zo kan de sociale context van een sportvereniging een sterke sociale factor zijn in de leefstijl van mensen. Sociale bevrijding is alleen helpend wanneer dit ook nodig is. Wanneer mensen al in een omgeving leven waar de sociale krachten die spelen helpend zijn bij de leefstijlverandering, is dit niet nodig.

Mensen kunnen echter ook een dusdanige invloed op hun omgeving hebben, dat ze sturend zijn voor de normen en gewoonten van die sociale context. Zuiver gezegd is er dan geen sprake van sociale bevrijding, maar eerder van beïnvloeding.

Sociale bevrijding in de praktijk
Piet werkt al jaren als timmerman bij een bouwbedrijf. Met zijn collega's luncht hij altijd in de keet die op het bouwterrein staat. Ondanks het rookverbod binnen, wordt er steevast door een aantal collega's gerookt. Daarnaast wordt er, zeker wanneer ze dichtbij een snackbar staan, regelmatig iets van de frituur gegeten. Net

zo vaak worden er dan ook biertjes genuttigd, waardoor ze eigenlijk niet meer achter het stuur mogen kruipen. Zeker op vrijdag is
dat vaste prik.

In het begin was de grootste uitdaging voor Piet niet zijn sociale
context thuis, maar die op het werk. Hoewel hij het voor onmogelijk hield, reageerden zijn collega's heel positief op zijn verandering. Aanvankelijk werden er grapjes gemaakt als hij 's middags
met zijn salade en een glas water voor zijn neus zat in plaats van
een broodje kroket en een biertje. Maar Piet zette door: 'ze vinden
er maar wat van. Dit is wat ik wil.' Nu hij langer bezig is, hoort hij
zijn collega's steeds minder: 'ze zijn er nu wel aan gewend. Sterker nog, ik hoor ze weleens informeren over het hoe en waarom.
Ik denk dat ze het zelf ook wel willen. Zeker nu ze zien dat het
veel beter met me gaat.'

METEN

Los van de metingen over sociale invloeden, zoals die eerder zijn uitgewerkt (zie hoofdstuk 6), kunnen de volgende zinnen nog specifieker
inzicht geven in sociale bevrijding:

- 'Mijn omgeving is dusdanig veranderd dat het makkelijker wordt
  voor mij om [gezonder te leven].'
- 'Ik ben me ervan bewust dat steeds meer mensen mij aanmoedigen
  om [gezonder te leven].'
- 'Ik merk dat binnen steeds meer bedrijven personeel aangemoedigd
  wordt om [gezonder te eten, door gezond eten aan te bieden in de
  kantine].'
- 'Ik ben me ervan bewust dat steeds meer mensen om mij heen zich
  bezighouden met [gezonder leven].'

INTERVENTIE

Wanneer de sociale context niet-helpend is of zelfs remmend, kan het
essentieel zijn dat mensen zich bevrijden van deze context door een
andere context op te zoeken (bijvoorbeeld een sportvereniging) of
dusdanig veel invloed op de context uit te oefenen dat deze helpend
wordt. Dit vraagt het nodige aan sociale vaardigheden. Je kunt deze
dynamiek als leefstijlcoach samen met de cliënt inventariseren en uitdiepen. Wanneer mensen niet in staat zijn tot sociale bevrijding maar
dit wel nodig is, dient er een oriëntatie plaats te vinden op de sociale
vaardigheden.

7.10   Vraag 3. Wanneer ben je echt veranderd: Identiteit

Wanneer iemand langdurig is veranderd in zijn gedrag, verandert ook
de manier waarop mensen naar zichzelf kijken en de manier waarop
andere mensen naar hen kijken. Hoe mensen zichzelf omschrijven of
door anderen worden omschreven, zou je identiteit kunnen noemen
(bijvoorbeeld: 'ik ben een sporter', 'ik ben een Bourgondiër', 'ik ben
een roker', of: 'ik ben een gezondheidsfreak'). Het is mogelijk identiteit op te delen in de volgende subdomeinen.
- *Eigen identiteit*. Wie of wat ben ik? Ofwel het zelf.
- *Gewenste eigen identiteit*. Wie of wat zou ik willen zijn?
- *Sociale identiteit*. Hoe zien anderen mij?
- *Gewenste sociale identiteit*. Hoe zouden anderen mij graag zien?

Wanneer iemand zich langdurig gedraagt als sporter, zal hij zich
meestal ook als zodanig omschrijven. De identiteit is daarmee (onder
andere) een afgeleide van hoe iemand zich gedraagt.

> Zo zal het interessant zijn om aan Barbara te vragen hoe zij
> zichzelf zag toen zij niet rookte: als iemand die gestopt is of als
> niet-roker.

De taal die mensen geven aan wie of wat ze zijn, zegt veel over de manier waarop ze naar zichzelf kijken. Wanneer je gestopt bent met roken bestaat de identiteit van de roker nog steeds, hij is alleen gestopt.
Iemand die niet rookt ontbeert de identiteit van de roker, zelfs als hij
voorheen wel een roker was. Hetzelfde principe dat voor rokers geldt,
gaat ook op voor andere gedragingen.
De identiteit is niet alleen een afgeleide van hoe iemand zich gedraagt,
maar ook van bepaalde eigenschappen (zoals geslacht, leeftijd, ras of
ouderschap). Een bijzondere eigenschap die in de context van leefstijlcoaching nog aan dit rijtje kan worden toegevoegd is een ziekte of
aandoening. Mensen ontlenen daaraan ook een identiteit. Ook hier is
de taal richtinggevend (bijvoorbeeld: 'ik ben een diabetespatiënt', of:
'ik heb diabetes') en heeft meestal ander gedrag tot gevolg. Cliënten
ontlenen dan ook specifieke rechten en plichten aan deze identiteit
(bijvoorbeeld: als ernstig COPD-patiënt heb je recht op langdurige
zorg, maar iemand met een griepje niet). De overtuigingen (rechten
en plichten) die gepaard gaan met een bepaalde aandoening of ziekte
kunnen daarmee een duurzame gedragsverandering in de weg staan.
De gewenste identiteit raakt sterk aan de eigen identiteit.

> Voor Barbara geldt wellicht dat ze een niet-roker zou willen zijn.

Wanneer de gewenste identiteit samenvalt met een gewenste gedragsverandering, kan de gewenste identiteit de motivatie versterken.
Andersom kan dit uiteraard de verandering ook sterk afremmen
(bijvoorbeeld: 'zoals ik me nu gedraag, dat bén ik helemaal niet'). De
(gewenste) sociale identiteit is ook een belangrijke factor die in deze
fase een rol speelt en hangt bovendien sterk samen met de besproken
sociale invloeden (waaronder in het bijzonder de sociale norm; zie
hoofdstuk 5). Op het moment dat je X bent (bijvoorbeeld vader), hoor
je je Y te gedragen (bijvoorbeeld met de kinderen spelen). Zeker voor
mensen die sterk worden beïnvloed door hun sociale omgeving kan
deze (gewenste) sociale identiteit een belangrijke stuwende of remmende kracht zijn.

METEN
Om de (veranderde) identiteit in kaart te brengen, zijn de vier verschillende domeinen leidend. Daarbij kunnen de volgende vragen gesteld
worden.
– 'Is de manier waarop je jezelf zou omschrijven veranderd door de
  leefstijlverandering?'
– 'Ligt de manier waarop je jezelf nu omschrijft op het gebied van
  leefstijl dichter bij degene die je zou willen zijn?'
– 'Is de manier waarop anderen je omschrijven veranderd door de
  leefstijlverandering?'
– 'Ligt de manier waarop anderen je omschrijven door de leefstijlverandering dichter bij hoe anderen je graag zien?'

INTERVENTIE
Op sporten wordt door cliënten nogal eens afwijzend gereageerd (bijvoorbeeld: 'dat is niks voor mij', of: 'daar hoor ik niet thuis'). Als mensen toch voor sporten kiezen en daar al langere tijd mee bezig zijn,
kan dit veranderen (bijvoorbeeld: 'sporten begint bij mij te horen', of:
'sport is een onderdeel van mijn leven, het bepaalt voor een deel wie ik
ben'). Voor een roker zou er een zelfde transitie kunnen zijn (bijvoorbeeld van 'ik ben een roker', naar: 'ik ben gestopt met roken', tot: 'ik
rook niet'). Als leefstijlcoach kun je mensen begeleiden bij de bewustwording van dit proces. Wanneer iemand aangeeft dat de gedragsverandering totaal niet bij hem past en er ook geen verandering in komt,
is het handiger om in plaats van de doelen juist de weg er naartoe te
veranderen.

Voor de (gewenste) sociale identiteit is het raadzaam om, wanneer deze remmend is, dezelfde strategie te kiezen als bij sociale bevrijding: deze sociale verwachtingen ontstijgen of een sociale context vinden die wel helpend is bij de duurzame verandering.

> **Identiteit en veranderen**
> Ook bij de andere vragen van verandering speelt identiteit een belangrijke rol. De oplossingsrichting - dus of de verandering bij iemand past - bepaalt voor een groot gedeelte succes of falen. Ook het al dan niet voldoen aan het verwachtingspatroon van (andere) mensen speelt hierbij een belangrijke rol. De leefstijlcoach kan hierbij stilstaan met vragen zoals: 'hoe zie je jezelf of beschrijven anderen jou en welke invloed heeft dit op de verandering?', of: 'wie zou je willen zijn en hoe zien anderen jou graag? En is dit in lijn met de verandering?'

In het geval van een ziekte of aandoening is het interessant om te monitoren wat de invloed van deze identiteit is op het gedrag. Zeker wanneer het een progressieve ziekte of aandoening betreft, kan dit negatieve effecten hebben op iemands gedrag.

Samenvatting

» In dit hoofdstuk staan vragen en thema's centraal die een rol spelen bij het proces van duurzame gedragsverandering. Vragen die in deze fase spelen rond duurzame gedragsverandering zijn:
  – Hoe bekrachtig je jezelf?
  – Hoe ga je om met probleemsituaties?
  – Wanneer ben je 'echt' veranderd?
» Bekrachtiging en feedback zijn voorwaarden voor duurzame gedragsverandering en kunnen vanuit verschillende 'niveaus' plaatsvinden:
  – gedrag (leefstijl);
  – inzet;
  – barrières;
  – proces van veranderen;
  – sociale omgeving.
» Attributiestijlen zijn sterk bepalend voor de richting en uitkomsten van de zelfevaluatie:
  – realistische interne en externe attributie zijn essentieel;
  – disposities in attributie, zoals een structurele externe attributie.

» Successen dragen bij aan een herevaluatie van het 'zelf' en zijn daarmee steunend voor duurzame verandering. Probleemsituaties vragen om stimuluscontrole en strategieën om met de ontstane stress om te gaan. Je bent 'echt' veranderd indien een gezonde leefstijl net zo vanzelfsprekend is als de 'oude' ooit was:
  – er is sprake van een andere identiteit;
  – er is een optimale balans met de relevante omgeving, door sociale bevrijding en door beïnvloeding van de omgeving.

Deel III Wetenschappelijke achtergronden

Achtergrond van de verandermodellen

8.1   Inleiding

Dit hoofdstuk heeft als doel je te informeren over de wetenschappelijke achtergrond van de uitgangspunten van het KLG-model en de concepten die erin verwerkt zijn. Je zult hier dan ook de wetenschappelijke theorieën en modellen vinden die de basis vormen van ons gedachtegoed. In de tekst zijn verwijzingen verwerkt, voor het geval je over een specifiek thema meer wilt lezen.

Onder andere psychologen, sociologen, gezondheidswetenschappers en biologen zijn zeer geïnteresseerd in motivatie en gedrag. Onze wetenschappelijke borging en inspiratie vonden wij dan ook in deze vakgebieden. Deze wetenschap varieert van zeer abstracte of conceptuele ideeën tot praktisch onderzoek dat vrijwel direct toepasbaar is. Je zult tijdens het lezen van dit hoofdstuk merken dat veel van de modellen deelaspecten van motivatie beschrijven en daardoor soms onvolledig lijken. Dit heeft een aantal redenen. Wetenschappers zijn vaak specialist op een deelgebied; er zijn bijvoorbeeld maar weinig psychologen die ook uitstekend thuis zijn in de neurofysiologie. Daarnaast is een wetenschapper verplicht zijn theorie of model te valideren, wat steeds complexer - of zelfs onmogelijk - wordt naarmate ook de grootte en complexiteit van de theorie of het model toeneemt.

Het is onze intentie om een vraaggestuurde verandermethodiek te introduceren met als doel de professional maximaal te ondersteunen bij de motivatievraagstukken rondom leefstijl en gezondheid van hun cliënten. Omdat dit een veelomvattende methodiek moest zijn - anders zou hij geen waarde hebben - kon deze methodiek niet voldoen aan de stringente eisen die de wetenschap oplegt, bijvoorbeeld met betrekking tot validering. We gunden onszelf de vrijheid om een methodiek te ontwikkelen die uitgebreid is en die wat ons betreft het beste uit verschillende vakgebieden, theorieën en modellen leent. Dit betekende ook dat we constructen die in een bepaalde context getoetst zijn, kopieerden naar andere contexten, omdat we verwachtten en/of ervaren hadden dat ze ook daar waarde zouden hebben. De kritische lezer zal dan ook merken dat we soms onzuiver zijn omgegaan met de verschillende deelaspecten uit een model, wat betreft onderlinge verbanden en volgorde. Ook hier geldt het argument dat we voorrang gaven aan een werkbare methodiek, boven een loepzuivere wetenschappelijke verhandeling.

Er zijn legio theorieën en modellen die proberen te voorspellen of verklaren hoe mensen zich (zullen) gedragen. In dit hoofdstuk willen we laten zien hoe belangrijke en invloedrijke theorieën en modellen dit proberen te doen. Een aantal van deze theorieën en modellen is specifiek waardevol binnen een bepaalde fase of context (deze zijn vaak concreet), terwijl andere juist een faseonafhankelijke waarde hebben (en vaak veel abstracter zijn; zie tabel 8.1).

Tabel 8.1	Concepten en modellen over veranderen.
Abstract	Persoon-omgeving-fit
	Gedragsepisoden
Concreet	Stages of change model
	Precaution adoption process model
	(Sociale) identiteit
	Protection motivation theory
	ASE-model
	Social learning theory
	(Proactieve) coping
	Ziektepercepties
	Goal setting theory

8.2   Concepten over veranderen

Zoals je eerder hebt kunnen lezen, zijn er verschillende concepten of uitgangspunten die hebben bepaald welke modellen we gebruikten voor onze leefstijlmethodiek en met welke insteek (zie hoofdstuk 1). Voor een aantal van deze concepten geldt dat de bewijsvoering ervan per definitie niet volgens conventionele wetenschappelijke methoden te testen is, of dat het instrumentarium dat de wetenschap ter beschikking heeft (zoals methodologie en statistiek) nog niet geavanceerd genoeg is. Dit betekent dat de bewijsvoering bijvoorbeeld niet in effectstudies te vinden kan zijn, maar dat er volgens ons toch een duidelijke meerwaarde als vertrekpunt is.

PERSOON-OMGEVING-FIT

Het concept persoon-omgeving-fit (PO-fit) houdt in dat de 'uitlijning' tussen kenmerken van het individu en de omgeving resulteert in positieve uitkomsten, zowel voor de omgeving als het individu (Ostroff, Shin & Feinberg, 2002). Een persoon kan in dit licht meerdere 'omgevingen' hebben (zoals werk, sport of privé). Dat houdt in dat er een ideale combinatie of match is tussen een persoon en een omgeving. Dit houdt niet in dat personen en omgevingen statisch zijn, maar juist dat er extreem veel wisselwerking en onderlinge beïnvloeding is. Toch is er een grens aan de flexibiliteit van de persoon of omgeving. Zo is iemand die als persoonskenmerk heeft dat hij weinig stressbestendig is, als ambulancebroeder niet op de juiste plek, hoe graag die persoon of zijn omgeving het ook wil.

Het concept PO-fit kent een lange historie en kan al worden teruggevonden in het werk van Parsons (1909). In verschillende onderzoeksgebieden wordt het concept gebruikt, zoals de arbeidspsychologie. Motivatieonderzoek waar persoons- en omgevingsfactoren op hun invloed worden geanalyseerd, gaan vaak impliciet uit van een PO-fit. Modellen in dit hoofdstuk (zoals ASE en de 'protection motivation theory') onderkennen wel expliciet dat zowel persoonlijke als omgevingsfactoren een belangrijke rol spelen bij het beïnvloeden van gedrag, maar niet dat er een optimale 'uitlijning' is.

Ondanks de wetenschappelijke en praktische waarde van bovenstaande modellen denken wij dat het begrip PO-fit een belangrijk concept is binnen de motivatieleer, en daarmee voor mensen die willen veranderen en de professionals die hen daarbij ondersteunen. Zo is stoppen met roken in een gezin waar iedereen rookt, meestal veel lastiger dan stoppen als enige roker in een gezin.

GEDRAGSEPISODEN

Om gedrag beter te kunnen begrijpen, kan het zinvol zijn om het gedrag van mensen op te delen in gedragsepisoden, zoals verschillende nieuwsitems in een dagelijks nieuwsprogramma van 24 uur (Ford, 1992). Maar in tegenstelling tot het item van een nieuwsprogramma dat slechts eenmaal voorkomt, kunnen gedragsepisoden zich veelvuldig herhalen en zijn ze context- en doelspecifiek. Zo'n gedragsepisode stopt pas als aan een van de volgende drie condities voldaan is:
- het doel dat aanleiding was voor de episode is gehaald, of in ieder geval 'goed genoeg' gehaald (voldoening);
- de aandacht wordt door een interne of externe gebeurtenis opgeëist, waardoor een ander doel prioriteit krijgt (in ieder geval tijdelijk);
- het doel wordt geëvalueerd als onhaalbaar, althans voor dat moment.

Als je bijvoorbeeld dit boek leest, ga je door tot:

a je het doel bereikt hebt (het hoofdstuk is uit of je weet wat je wilt weten);

b je aandacht (tijdelijk) wordt opgeëist door iets dat een hogere prioriteit heeft (zoals een telefoontje, iemand die een vraag stelt;

c je beslist dat het geen zin heeft verder te lezen, althans op dit moment (omdat je moe bent, je vragen hebt over de stof of je je eerst in een thema wil verdiepen).

Omdat je altijd wel iets doet, volgen gedragsepisoden elkaar steeds op. Wanneer doel en context veelvuldig voorkomen (je wilt naar je werk en het is ochtend, je bent net wakker) wordt een gedragsepisode een patroon als je je ook op dezelfde manier gedraagt. Binnen een gedragsepisode vinden vaak bepaalde activiteiten plaats die complex en gevarieerd zijn (zoals opstaan, tandenpoetsen, koffie of thee zetten, douchen en aankleden). Wanneer de context en de persoon niet of nauwelijks veranderen, zal zo'n gedragsepisode al snel een patroon worden. Een voorwaarde hiervoor is in ieder geval dat de gedragsepisode elke ochtend plaatsvindt (of het moet vakantie zijn, waardoor de context verandert) en de activiteiten binnen de episode ook min of meer in een vaste volgorde plaatsvinden.

Sommige gedragsepisoden komen veel voor, anderen zelden. Sommige zijn kortdurend, andere langdurig. Sommige zijn grappig, andere verdrietig. Sommige zijn waardevol, andere worden meteen weer vergeten. Om onderscheid te maken tussen de verschillende episoden, stelt Ford (1992) drie episoden voor.

– *Instrumentele episode.* De persoon is actief iets aan het doen (bewegen en/of verbaal communiceren) met als doel de omgeving te beïnvloeden, en zoekt daar - als resultaat van die actie - actief feedback bij. Voorbeelden zijn sporten, de kinderen naar school brengen en een cliënt ondersteunen.

– *Observationele episode.* De persoon zoekt actief relevante informatie over de instrumentele episode van een ander, zonder de intentie deze te veranderen. Voorbeelden zijn ervaringen van anderen lezen of kijken naar iemand die iets voordoet.

– *Denkepisode.* Er wordt geen moeite gedaan om de omgeving te beïnvloeden of anderen te observeren die dat wel doen. Het doel is gedachten te structureren, plannen te maken of ervaringen te taxeren. Voorbeelden zijn lezen, dromen en stilstaan bij jezelf.

Voor leefstijlcoaches valt hieruit een aantal interessante principes te herleiden. Instrumentele episoden bieden de meest in het oog springende ervaring. Iets leren, bijvoorbeeld over jezelf of een activiteit, gaat het snelst en best wanneer je het zelf doet, niet wanneer je ernaar kijkt. Ook voor sociale vaardigheden geldt dat instrumentele episoden het meest effectief zijn (Bandura, 1986). In het geval van leren lijkt een combinatie van alle drie de soorten episoden het meest effectief. Een cliënt ziet iemand sporten, gaat daarna zelf sporten en denkt over deze activiteit na. Dit is effectiever dan iemand driemaal te zien sporten of er maar hard en lang genoeg over na te denken. Daarnaast is er sprake van een hiërarchie in doelen; in de ene episode is iets het doel, in een ander het middel. Fit worden (doel) kan worden gezien als een middel in dienst van een groter doel (gezond zijn).

Gedragsepisoden zijn tijdelijke fenomenen die, zoals gezegd, vergelijkbaar zijn met nieuwsitems uit een nieuwsprogramma. Met één uitzondering: het is onmogelijk een episode te herhalen. Toch benutten mensen eerdere episoden door gebruik te maken van herinneringen van eerdere - gelijksoortige - episoden. Deze verzameling van gedragsepisoden wordt een stelsel van gedragsepisoden (SGE) genoemd. Niet alleen daadwerkelijke ervaringen kunnen onderdeel van een SGE zijn, maar ook 'ervaringen' die geobserveerd of gefantaseerd zijn. Dit heeft tot gevolg dat de voorstelling van gedrag zowel negatieve als positieve consequenties kan hebben. De mate waarin een SGE georganiseerd is, bepaalt of het ook effectief of succesvol is. De organisatiegraad wordt vooral ingegeven door eerdere ervaringen. Een ervaren professional zal bij een bekend gezondheidsprobleem effectiever handelen dan een beginnende professional. Ook bij een casus die voor de ervaren professional onbekend is maar lijkt op eerdere ervaringen, kan een ervaren professional putten uit stelsels van gedragsepisoden die wellicht niet specifiek voor die onbekende situatie 'geschreven' zijn, maar toch geschikt genoeg zijn om effectief te handelen. In hetzelfde licht kan iemand die veel hardgelopen heeft ook effectief omgaan met het doel zwemmen en de veranderende context die daarbij hoort, omdat hij kan putten uit het SGE dat hoort bij hardlopen.

Daartegenover staat dat een ongeorganiseerd SGE tot minder effectief en succesvol gedrag kan leiden. Iemand die weinig ervaring met sport heeft, kan nauwelijks putten uit eerdere instrumentele episoden, hoogstens uit observationele en denkepisoden. Daarnaast heeft diegene waarschijnlijk ook weinig ervaring met vergelijkbare doelen en contexten waaruit 'geleend' kan worden. Het is dus de uitdaging voor cliënt en hulpverlener om georganiseerde SGE's te creëren en verankeren, die helpend zijn bij het bereiken van de doelstellingen van de cliënt. Herhaling, positieve ervaringen, regelmaat en vaste patronen zijn daarbij van essentieel belang. Een ander belangrijk aandachtspunt is dat het SGE moet worden verbonden aan de leefwereld van de persoon en dat het hem duidelijk moet zijn waarvoor het bedoeld is. Te vaak blijft informatie abstract ('bewegen is goed', 'roken is slecht'), in plaats van specifiek op te gaan voor iemands situatie ('bewegen is goed voor jou, omdat het voor jou in jouw situatie de volgende consequenties zal hebben').

Een hypothese die af te leiden is van het concept van het SGE is de invloed van persoonlijkheid op SGE's. Persoonlijkheid bepaalt de manier waarop iemand geneigd is in bepaalde situaties te handelen. Deze neiging zal een belangrijke bron zijn voor een SGE. Zo zal, als iemand heel consciëntieus is, dit kenmerk sterk doorklinken in de vorming van SGE's.

8.3   Concrete verandermodellen

In tegenstelling tot de abstracte veranderconcepten vind je binnen de concrete verandermodellen allerlei verbanden tussen determinanten die verklarend dan wel voorspellend zijn voor gedrag. Deze verbanden worden vaak weergegeven in modellen die de verbanden visueel maken. (Vanwege het ontbreken van deze verbanden vind je daarom ook bij de abstracte uitgangspunten geen plaatjes.) Een voordeel van deze modellen is dat ze veel beter dan hun veel abstractere broertjes en zusjes wetenschappelijk te toetsen zijn.

Een aantal van de concrete verandermodellen proberen gedrag in fasen in te delen. Deze modellen bevatten in de regel een beginfase waar mensen gedrag A vertonen en een eindfase waarin ze gedrag B vertonen. Dit impliceert dat er factoren zijn die voorspellen of mensen zich door de fasen heen 'bewegen' en dat de interventies die men toepast ook passend zijn voor een bepaalde fase (Sutton, 2005; Weinstein, Rothman & Sutton, 1998). Invloedrijke fasemodellen zijn het transtheoretisch model (Prochaska & Velicer, 1997) en het 'precaution adoption process model' (Weinstein, 1988).

'STAGES OF CHANGE MODEL'
Het transtheoretisch model (TTM; zie figuur 8.1), ook bekend als het 'stages of change model' (Prochaska & Velicer, 1997), is het dominante fasemodel in de gezondheidspsychologie. De meest gebruikte versie van het model bevat vijf fasen. Mensen kunnen van de ene naar de andere fase bewegen en/of terugvallen naar een vorige fase, en bewegen zich vaak cyclisch door het model voordat ze duurzaam veranderen. Dit model heeft de ideeën omtrent fasering in gedragsmodellen volop

gestimuleerd. Ook heeft het gezorgd voor innovatieve strategieën om mensen te helpen hun gedrag te veranderen. Hoewel dit model het meest dominante model is, is er ook steeds meer kritiek (West, 2005). Daarbij gaat het vooral om de moeilijkheden met betrekking tot definiëring en meting van de verschillende fasen en het gebrek aan heldere specificaties over welke variabelen welke fasetransitie beïnvloeden.

Een Nederlandse variant (Dijkstra, Bakker & De Vries, 1997) ondervangt deze kritiek door de voorbereidingsfase te definiëren als intentie (bijvoorbeeld in de komende maand stoppen met roken) en de overpeinzingsfase als plan om te veranderen (binnen zes maanden maar niet binnen een maand).

Er zijn verschillende meetinstrumenten ontwikkeld om mensen in te delen in een fase van het TTM (zie tabel 8.2). De meeste studies gebruiken multidimensionele vragenlijsten, waarbij elke fase wordt gemeten door twee of meer vragen, waarna de scores bepalen of die

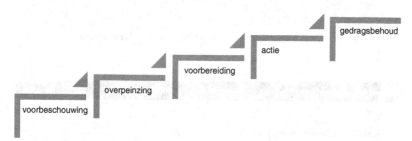

Figuur 8.1 *Transtheoretisch model ofwel 'stages of change model'. Naar: Dijkstra, Bakker en De Vries (1997).*

Voorbeschouwing (precontemplatie). Niet van plan om te veranderen in de komende zes maanden. Zich niet bewust zijn van een probleem of zich er wel van bewust zijn maar niet van zins zijn om te veranderen.

Overpeinzing (contemplatie). Van plan om te veranderen binnen zes maanden. Staat open voor feedback en informatie over hoe te veranderen. Is daarentegen wel ambivalent over de kosten en baten van het veranderen. Mensen zijn zich bewust van een probleem en overpeinzen deze situatie. Ze hebben nog geen stevig en duidelijk besluit genomen te veranderen.

Voorbereiding (preparatie). Van plan om te veranderen binnen een maand. Plant gedrag en neemt al stappen om het gedrag te veranderen.

Actie. Hebben gedrag veranderd maar het 'oude' gedrag heeft minder dan zes maanden geleden plaatsgevonden. Mensen veranderen hun gedrag, ervaringen en omgeving om hun probleem te overkomen. Hiervoor is doorzettingsvermogen, tijd en energie nodig.

Gedragsbehoud. Vanaf zes maanden en verder. Mensen doen moeite om terugval te voorkomen.

fase waarschijnlijk is. Voorbeelden van multidimensionele vragenlijsten zijn de URICA (McConnaughy, Prochaska & Velicer, 1983; zie tabel 8.2), de SOCRATES (Miller, 1996) en de RTCQ (Rollnick, 1992).[1]

Tabel 8.2 Multidimensionele vragenlijst bij het TTM.	
Voorbeschouwing (precontemplatie)	'Wat mij betreft heb ik geen problemen waardoor ik zou moeten veranderen.'
	'Al dat gepraat over problemen ... Waarom kunnen mensen ze niet gewoon vergeten?'
Overpeinzing (contemplatie)	'Ik heb een probleem en volgens mij moet ik er echt wat aan doen.'
	'Ik hoop dat deze plek mij beter in staat stelt mezelf te begrijpen.'
Actie	'Ik doe iets aan de problemen die mij dwarszitten/zaten.'
	'Iedereen kan praten over veranderen, maar ik doe er echt iets aan.'
Gedragsbehoud	'Ik ben bang dat ik weer terugval in mijn oude gedrag. Ik ben hier om daar hulp bij te krijgen.'
	'Ik ben hier om terugval te voorkomen.'

Tabel 8.3 Fasealgoritme voor sporten (Markus & Simkin, 1993).		
Vragen		
1 Ik [sport] op het moment niet		
1 Ik ben van plan om binnen de komende zes maanden te gaan [sporten]		
1 Ik [sport] op het moment regelmatig		
1 Ik heb de afgelopen zes maanden regelmatig [gesport]		
Scores		
Voorbeschouwing	1 = waar	2 = niet waar
Overpeinzing	1 = waar	2 = waar
Voorbereiding	1 = niet waar	3 = niet waar
Actie	3 = waar	4 = niet waar
Gedragsbehoud	3 = waar	4 = waar

1   URICA is de afkorting van University of Rhode Island Change Assessment Scale. SOCRATES staat voor Stages of Change Readiness and Treatment Eagerness Stage. RTCQ ten slotte is de afkorting van Readiness to Change Questionnaire.

Voor het TTM zijn naast multidimensionele vragenlijsten ook fasealgoritmen ontwikkeld, bijvoorbeeld voor roken (DiClemente e.a., 1991) en sporten (Markus & Simkin, 1993; zie tabel 8.3).

'PRECAUTION ADOPTION PROCESS MODEL'

Het 'precaution adoption process model' (PAPM; Weinstein & Sandman, 1992; zie figuur 8.2) is oorspronkelijk bedoeld om procesmatig te beschrijven hoe mensen omgaan met nieuwe risico's. Daardoor is het model uitermate geschikt voor gedrag waaraan gezondheidsrisico's verbonden zijn. Het model beschrijft zeven fasen. In fase 1 zijn mensen zich niet bewust van de risico's van hun gedrag. Wanneer mensen zich er wel bewust van zijn maar nog niet hebben nagedacht over risicomijdend gedrag, bevinden ze zich in fase 2. Ze zijn niet betrokken bij het risico. Mensen in fase 3 zijn er wel bij betrokken, maar hebben nog geen besluit genomen om te veranderen. Wanneer mensen besluiten om niet te handelen bevinden ze zich in fase 4 en gaan 'uit het model'. Mensen kunnen uiteraard op een later moment toch besluiten om te handelen. Als ze besluiten te veranderen maar zich er nog niet naar gedragen, bevinden ze zich in fase 5. Wanneer mensen risicomijdend gedrag gaan vertonen bevinden ze zich in fase 6. Wanneer het risico verlangt dat mensen duurzaam moeten handelen, kunnen zij in fase 7 terechtkomen.

Hoewel de evidentie rondom het PAPM nog gering is, lijkt het een veelbelovend alternatief voor het TTM omdat het een aantal problemen omzeilt. Zo zijn er geen arbitraire tijdsperioden aan gekoppeld en vallen er dus minder mensen 'tussen' fasen in. Het KLG-model lijkt wat betreft fasering het meest op het PAPM.

Om te weten in welke fase mensen zich bevinden, is een fasealgoritme ontwikkeld voor gedrag (zie tabel 8.4), waarin fase 7 ontbreekt (Weinstein & Sandman, 1992).

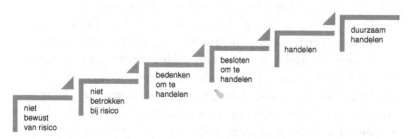

Figuur 8.2 'Precaution adoption process model' (Weinstein & Sandman, 1992).

Tabel 8.4 Fasealgoritme PAPM.	
1	Heeft u wel eens gehoord van [diabetes]?
	- Nee Fase 1
	- Ja (ga naar vraag 2)
2	Heeft u zich wel eens laten testen op [diabetes]?
	- Ja Fase 6
	- Nee (ga naar 3)
3	Wat van het volgende past het beste bij uw ge-dachten over getest worden op [diabetes]?
	- Ik heb nooit overwogen om mezelf te laten tes-ten op [diabetes] Fase 2
	- Ik moet nog beslissen of ik me wil laten testen op [diabetes] Fase 3
	- Ik heb besloten dat ik me niet wil laten testen op [diabetes] Fase 4
	- Ik heb besloten dat ik me wil laten testen op [diabetes] Fase 5

In principe kan elk denkbaar gedrag worden ingevuld tussen de [ ].

Wanneer men ook duurzaam gedrag wil opnemen in het algoritme (bijvoorbeeld sporten) kan bij vraag 2 een extra antwoord worden toegevoegd ('Ja, en dat doe ik al langer dan ... maanden'). Net als bij het TTM is het aantal maanden echter een arbitraire keuze. Voor dit algoritme zijn, voor zover wij weten, nog geen betrouwbaarheidscijfers bekend.

(SOCIALE) IDENTITEIT

Het begrip identiteit neemt binnen de motivatieleer een belangrijke plek in. Het is door verschillende wetenschappers als het 'zelf' gepostuleerd (Flanagan, 2002). Het zelf wordt door Flanagan (2002) beschreven als een set van geïntegreerde persoonlijkheidstrekken, als permanente disposities om op een bepaalde manier te denken, voelen en handelen; als een soort psychische continuïteit. Wanneer we over onszelf nadenken of spreken, beschrijven we deze patronen. Deze beschrijvingen vormen daarmee een afspiegeling van het zelf. Omdat we als mensen beschikken over een brein, beleven we onszelf als eerste persoon, als 'ik'. Ervaringen leiden daarmee tot een abstracte representatie van onszelf, een eigen identiteit die ons helpt onszelf te begrijpen, voorspellen en controleren. Die representatie vormt het ik of het zelf. Daarmee helpen deze representaties om onszelf te begrijpen, in relatie tot onszelf en anderen. Het zelf kent meerdere varianten. Het wordt opgedeeld in het persoonlijke zelfconcept ('Hoe zie ik mezelf?') en het sociale zelfconcept ('Hoe denk ik dat anderen mij zien?'; Vazire & Robins, 2004). Het kernzelf (ik), als onderdeel van het persoonlijke zelfconcept, wordt door Robins, Norem en Cheek (1999) als volgt omschreven:

> *'The ("core") self is a regulator of behavior and experience - it serves as an executive function much like the driver of a car. The driver interprets the stress signs (i.e. situational factors), and consequently an individual with a "racecar driver" self-concept may go through a red light, regardless of whether he/she is driving a BMW or a Dodge Dart. Thus, to explain many aspects of human behavior we often assume people have the capacity for self-awareness, self-representation and self-regulation.'*

Naast een beeld wat mensen van zichzelf hebben, hebben zij ook een beeld van wie ze wel of niet zouden willen zijn. Dit ideale zelf bestaat uit het gewenste ('Wie wil ik zijn?') en ongewenste zelf ('Wie wil ik niet zijn?'). Dit ideale zelf is in hoge mate contextafhankelijk (Higgins, 1989). Het sociale zelfconcept wordt omschreven als een reflectie van hoe verschillende mensen een persoon zien (bijvoorbeeld: 'ze zien mij als een sportieveling'). Deze labeling is een verzameling van ideeën en verwachtingen over bijvoorbeeld een bepaalde rol. Dit leidt ertoe dat mensen bijvoorbeeld over zichzelf zeggen: 'ik ben een Bourgondiër', 'ik ben een hardloper', 'ik ben vader', of: 'ik ben een diabetespatiënt.' Mensen ontlenen waarde aan het feit dat ze iets 'zijn' en ontlenen richting uit dit beeld (bijvoorbeeld: 'ik ben een diabetespatiënt; ik zou me als volgt moeten gedragen').

In welke richting mensen gestuurd worden door zichzelf is sterk afhankelijk van cultuur, overtuigingen, ziektepercepties, context, geloof, opleiding, enzovoort. Daar waar sommigen stilvallen als ze COPD hebben ('dat doe je toch niet als je COPD hebt?'), gaan anderen juist meer bewegen ('ik laat mijn COPD niet mijn leven bepalen'). Daarmee komt met een bepaalde identiteit ook een set aan rechten en plichten. Wanneer je diabetes hebt is de norm in Nederland dat je daar iets aan doet (naar de dokter, medicatie slikken, leefstijl veranderen), als een plicht. Maar het geeft je ook rechten (werk onderbreken voor medicatie, moe zijn of je niet lekker voelen, gebruikmaken van de gezondheidszorg). Dit kan voor een individu zowel voordelig als nadelig zijn, het begrip ziektewinst is hier sterk aan gekoppeld.

Identiteit geeft echter niet alleen richting aan gedrag, andersom werkt het ook. Door een tijdje te roken, word je een roker (voor jezelf maar ook voor anderen); dat ben je nog niet na je eerste sigaret. Met een bepaalde identiteit hoor je ook bij een bepaalde groep en gaan factoren zoals groepsnormen, druk, steun en status een rol spelen. Deze sociale identificatie speelt een belangrijke rol bij het veranderen ('ik wil wel/niet bij die groep horen').

Eerder werd uiteengezet dat het begrip (sociale) identiteit een belangrijke rol speelt, hoe dit begrip vorm krijgt en wat de leefstijlcoach ermee kan (zie hoofdstuk 7). Het begrip zelf speelt binnen de motivatieleer ook een belangrijke rol in de evaluatie van gedrag. Mensen evalueren zichzelf, waardoor stabiele mentale representaties van het zelf ontstaan. Twee aspecten van deze representaties nemen een belangrijke rol in de motivatieleer in en zijn in dit boek al uitgebreid aan de orde gekomen: zelfcompetentie ofwel zelfeffectiviteit, en zelfachting ofwel zelfwaardering (zie hoofdstuk 5).

'PROTECTION MOTIVATION THEORY'

Met de 'protection motivation theory' (PMT; Rogers, 1983) wordt een poging gedaan om te begrijpen hoe mensen omgaan met (mogelijk) bedreigende situaties. Dreiging van (mogelijke) gezondheidsproblemen is een veelgebruikt concept binnen de gezondheidspsychologie en komt terug binnen verschillende modellen die gedrag proberen te verklaren en voorspellen. Veel overlap is er met andere theorieën en modellen waarin het concept dreiging een belangrijke rol inneemt, zoals het 'precaution adoption process model' (PAPM), het stressmodel zoals dat door Lazarus en Folkman (1984) beschreven wordt, het principe van pro- en reactieve coping, het transtheoretisch model en de ziektepercepties en ziekterisicorepresentaties.

In de PMT wordt risicoperceptie als een van de determinanten beschreven die de intentie om gedrag te veranderen bepalen (zie figuur 8.3). Risicoperceptie wordt omschreven als een combinatie van ontvankelijkheid en ernst, van een bepaalde staat die het gevolg is van bepaald gedrag. Dit model beschrijft dat de intentie of kracht van de motivatie om jezelf te beschermen wordt bepaald door de taxatie van twee routes. Mensen maken een afweging tussen een maladaptieve respons en een adaptieve respons. Voor wat betreft de maladaptieve respons worden intrinsieke en extrinsieke beloningen die gekoppeld zijn aan de maladaptieve respons gecombineerd met de risicoperceptie van dat gedrag (ernst × ontvankelijkheid). Deze combinatie leidt uiteindelijk tot een taxatie van de dreiging.

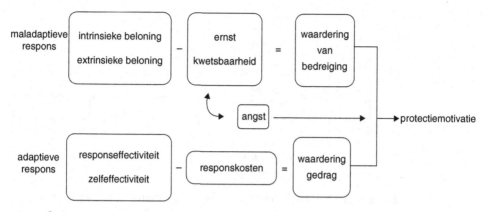

Figuur 8.3 *Cognitieve processen van de 'protection motivation theory' (Rogers, 1983).*

Bij de adaptieve respons worden de doeltreffendheid van de benodigde respons plus de zelfcompetentie gecombineerd met de kosten van die respons. Deze combinatie leidt tot een taxatie van coping die hoort bij de adaptieve respons. Angst speelt hierbij een belangrijke rol omdat het dit cognitieve proces kan overschaduwen, waardoor mensen zonder bewust stil te staan bij de factoren uit het model enorm gemotiveerd zijn om te handelen (bijvoorbeeld tijdens levensbedreigende situaties of door een mogelijke ernstige ziekte). De kracht van de motivatie om te handelen is niet honderd procent voorspellend voor gedrag. Dit gat tussen de intentie en gedrag wordt onder anderen door De Vries beschreven (2003).

Interventies waarbij een combinatie van elementen uit de PMT en implementatie-intenties wordt gebruikt, lijken effectiever dan alleen plannen of alleen elementen uit de PMT (Milne, Orbell & Sheeran, 2002). Mensen met diabetes lijken niet-realistisch optimistisch te zijn over hun risico op het oplopen van complicaties. Daarnaast lijkt voldoende en juiste kennis, controle over de bloedsuikerspiegel en het nemen van regie positief gecorreleerd te zijn aan een hoge risicoperceptie (Beck-Heyman, 2009).

ASE-MODEL
Het ASE-model (De Vries, Dijkstra & Kuhlman, 1988; zie figuur 8.4) gaat ervan uit dat gedrag het best te voorspellen is door de intentie in kaart te brengen. Hoe sterker de intentie, des te groter de kans dat het gedrag vertoond wordt. Het ASE-model heeft drie belangrijke voorspellers voor de gedragsintentie: attitude, sociale invloeden en zelfeffectiviteit.

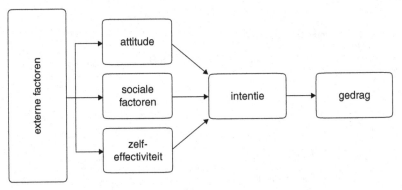

Figuur 8.4 *Attitude, sociale invloeden, zelfeffectiviteit en gedragsintentie.*

De houding ten opzichte van onderwerpen wordt de attitude genoemd. Deze wordt veelal verdeeld in cognitieve en affectieve attituden of in positieve en negatieve attituden. Deze attituden worden meestal gevormd op basis van eerdere (vergelijkbare) ervaringen. Een negatieve ervaring met sporten kan dus zorgen voor een affectieve of negatieve attitude, waarmee de kracht van de intentie om te gaan sporten kleiner wordt. Maar stel dat iemand gaat sporten en positieve ervaringen opdoet, waardoor zijn attitude ten opzichte van sporten positief wordt, wat gebeurt er dan met zijn 'oude' attitude? Wilson en collega's (Wilson, Lindsey & Schooler, 2000) beargumenteren dat de nieuwe attitude de oude niet vervangt, maar erbij komt. Deze theorie van duale attituden geeft aan dat wanneer mensen de tijd hebben om te bedenken wat ze ergens van vinden (expliciete attitude) ze een andere mening kunnen hebben dan wanneer ze onder druk of met weinig tijd eenzelfde vraag voorgelegd krijgen (impliciete attitude). Sociaal wenselijke antwoorden hebben dan ook alleen bij expliciete attituden een plaats. Dit kan verder ook betekenen dat in situaties waarin er weinig hogere corticale capaciteit aanwezig is, impliciete attituden de overhand hebben (zie ook hoofdstuk 5). In de praktijk betekent dit dat mensen op hun 'slechte' momenten al snel vervallen in het oude gedrag.

Onder sociale invloeden vallen de begrippen sociale norm, sociale steun of druk en modelling. Deze normen verschillen per groep, cultuur en periode. Sociale normen veranderen in de tijd en zijn sterk afhankelijk van de groep. Het construct sociale norm verwijst onder andere naar iemands subjectieve norm ten opzichte van specifiek gedrag (bijvoorbeeld: 'anderen die voor mij belangrijk zijn vinden dat ik meer zou moeten sporten'). Daarnaast verwijst het ook naar een descriptieve norm, een norm die verwijst naar wat anderen doen (bijvoorbeeld: 'anderen die voor mij belangrijk zijn sporten ook'; Rivis & Sheeran,

2003). Deze twee normen kunnen met elkaar in conflict komen, wanneer iemand een subjectieve norm ervaart die bepaald gedrag goedkeurt, terwijl de descriptieve norm het afkeurt (bijvoorbeeld: 'anderen vinden dat ik meer zou moeten sporten, terwijl ze het zelf ook niet doen'). De kans dat iemand op dat moment meer gaat sporten, is op dat moment kleiner.

Bandura beschrijft in zijn 'Social learning theory' (1977) en in de 'Social cognitive theory' dat een persoon gemotiveerd wordt door het observeren van het gedrag en de consequenties van dat gedrag bij een model in interactie met de omgeving. Het zien van de gevolgen van gedrag bij anderen, in een bepaalde omgeving, kan bijdragen aan de motivatie om vergelijkbaar gedrag te gaan vertonen. Dit proces heet 'modelling'. Dit wordt door een drietal factoren beïnvloed: de overeenkomst in eigenschappen van het model, de opbrengsten van het gedrag dat door het model wordt vertoond en het feit dat het gedrag in kwestie ook door meerdere personen wordt vertoond.

Mensen zijn geneigd te kijken naar 'future consequences' (ofwel: 'wat levert dit gedrag mij op?'). Dit heeft een aantal functies: informatie verstrekken (wat levert het op), motiveren (aanzetten tot hetzelfde gedrag) en het verhogen van de respons (zorgen dat het gedrag ook werkelijk wordt vertoond). Zo leren mensen over de samenhang tussen gedrag, omgeving en opbrengst. Vervolgens ontstaan er verwachtingen dat bepaald gedrag in een bepaalde omgeving bepaalde opbrengsten zal opleveren. De kracht van leren door middel van 'modeling' neemt toe naarmate de overeenkomst met het model aanwezig is voor meerdere eigenschappen. Wanneer mensen inschatten dat ze veel op het 'model' lijken, draagt dit sterk bij aan het leren via 'modeling'. Verder zal het gegeven dat het gedrag door meerdere, 'gevarieerde' modellen vertoond wordt fungeren als krachtige leerprikkel.

De term sociale steun wordt gebruikt voor allerlei concepten die elkaar soms overlappen, zoals emotionele, instrumentele, informationele en taxatiesteun (Cohen & Wills, 1985). Instrumentele steun bestaat uit aspecten zoals geld, spullen (zoals sportkleding of medicatie) en feedbackmechanismen. Informationele steun bestaat uit feitelijke informatie die helpend kan zijn bij het nemen van beslissingen. Taxatiesteun bestaat uit steun van anderen die helpend is bij het taxeren van bijvoorbeeld bedreigingen (bijvoorbeeld: 'dat gaat vanzelf wel over', 'niks aan de hand', tot: 'ik zou daarmee maar naar de dokter gaan').

De perceptie van steun lijkt sterker gecorreleerd aan welzijn dan de feitelijke steun die er is (Wethington & Kessler, 1986). De mate van overeenstemming tussen de daadwerkelijke aanwezigheid van sociale steun en de perceptie ervan lijkt sterk afhankelijk van persoonlijkheid.

Deze overeenstemming is vooral groot voor mensen die hoog scoren op de schalen extraversie en consciëntieusheid en laag voor mensen die hoog scoren op de schaal neuroticisme (Cohen, Lakey, Tiell & Neeley, 2005).

Familieleden, vrienden, collega's en andere netwerken waartoe iemand behoort kunnen een bron van sociale steun zijn. Sociale steun helpt mensen bij het bereiken van hun leefstijlgerelateerde doelen, maar ook bij het volhouden van gezond gedrag (Verheijden e.a., 2005). Via indirecte modellen – zoals modellen waarbij stress als buffer fungeert – lijkt sociale steun een buffer te zijn voor stress (Cohen, Underwood & Gottlieb, 2000). Via directe modellen lijkt sociale steun daarentegen, onafhankelijk van stress, een positieve invloed te hebben op het welzijn, bijvoorbeeld door informatie, geruststelling of het stimuleren van therapietrouw. Sociale steun kan zowel een gezonde als ongezonde leefstijl faciliteren, afhankelijk van de norm van anderen. Bijvoorbeeld: wanneer roken of overgewicht door anderen als normaal en/of gewenst gezien wordt, zal iemand weinig sociale steun ontvangen voor een leefstijl die het tegenovergestelde als doel heeft. Het begrip sociale modellen behelst onder andere het leren van en zich spiegelen aan anderen die er voor diegene toe doen. Dit begrip vertoont veel overeenkomsten met het begrip sociale identificatie en de observationele episode uit het SGE.

Het begrip zelfeffectiviteit (Bandura, 1986) heeft betrekking op de verwachting van mensen over hun vermogen om specifiek gedrag te kunnen vertonen en is een van de belangrijkste voorspellers voor ander gezondheidsgerelateerd gedrag (Norman, 2005). Simpelweg gaat het hier om de vraag: 'kan ik dat gedrag uitvoeren?' Hierbij wordt een drietal dimensies onderscheiden:
- complexiteit van de benodigde vaardigheden;
- het vermogen deze vaardigheden in allerlei contexten te kunnen uitvoeren;
- de mate waarin mensen verwachten het gedrag zonder hulp van anderen te kunnen uitvoeren.

Zelfeffectiviteit wordt onder meer versterkt door succeservaringen en positieve interne attributies. Indien mensen leren succes aan hun eigen gedrag toe te schrijven, versterkt dit de positieve verwachting die mensen hebben ten aanzien van hun eigen vermogen om specifiek gedrag te kunnen vertonen.

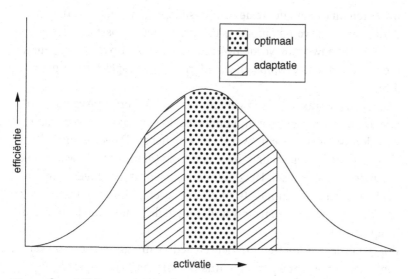

Figuur 8.5 *Milde stress is stimulerend.*

STRESS, COPING EN WAARDERING

Stress is een belangrijke factor die het mensen makkelijker of moeilijker maakt om te veranderen. In de literatuur circuleren vele definities (Lazarus, 2006) die in essentie in drie groepen te verdelen zijn: de stimulusbenadering, de responsbenadering en de mediërende benadering. Bij de stimulusbenadering wordt stress gezien als een externe factor (gebeurtenis of situatie) die het individu beïnvloedt en potentieel schadelijk is. Men spreekt in dit verband dan ook vaak van een stressor. Bij de responsbenadering wordt stress gezien als een fysiologische en/of psychologische reactie op een externe bedreiging (Selye, 1993). In deze benadering is er ook sprake van een optimale hoeveelheid stress.

De mediërende benadering van stress is de meest geavanceerde visie op stress. Hierbij wordt stress beschouwd als een cognitief, evaluatief en motivationeel proces dat ingrijpt op de wisselwerking tussen stressoren en reacties. Lazarus en Folkman (1984) omschrijven in dit licht stress als een relatie tussen de persoon en de omgeving die door de persoon gewaardeerd wordt als een belasting op of overschrijding van zijn hulpbronnen en gevaar oplevert voor het welzijn.

De kracht van deze definitie zit hem in een aantal aspecten en in dit boek speelt hij daarom een belangrijke rol. In deze definitie wordt stress niet gezien als iets wat de persoon heeft maar als een proces, waarbij zowel de persoon als de omgeving van belang zijn. Dit principe grijpt daarmee terug op het begrip PO-fit. Daarnaast wordt er een belangrijke brug geslagen tussen cognitie en emotie, wat aansluit bij inzichten uit onder andere de neurofysiologie (Lazarus, 2006). Een derde implicatie van dit model is dat stress niet als losstaand fenomeen beschouwd kan worden. Wanneer je het begrip stress gebruikt, moeten daarbij ook coping en waardering een rol spelen (zie figuur 8.6).

Waardering of taxatie wordt gedefinieerd als de perceptie van de situatie. Binnen waardering wordt onderscheid gemaakt tussen primaire waardering (bijvoorbeeld: 'wat staat er op het spel? bedreiging? uitdaging? voordeel?') en secundaire waardering (bijvoorbeeld: 'wat kan ik eraan doen? controle?'). Hetzelfde concept wordt gehanteerd binnen het 'common sense model' (Cameron & Leventhal, 2002), waarin ook specifieke verwijzingen naar waardering in de context van leefstijl zijn terug te vinden.

Coping is de cognitief-emotionele en gedragsmatige respons op een probleem. In het model van Lazarus (2006) wordt coping verdeeld in probleem- en emotiegeoriënteerde coping. Voorbeelden van probleemgeoriënteerde coping zijn confrontatie met het probleem, sociale steun zoeken en planmatig problemen oplossen. Kenmerkend voor emotiegeoriënteerde coping is bijvoorbeeld afstand nemen, catastroferen, bidden en hopen, positieve herwaardering (of hertaxatie), verantwoordelijkheid accepteren, berusten en/of ontwijkend denken. Probleemgeoriënteerde coping wordt bijvoorbeeld bij diabetespatiënten geassocieerd met een betere metabole controle, emotionele status en aanpassing aan de diabetes (Lundman & Norberg, 1993). Emotiegeoriënteerde coping wordt daarentegen geassocieerd met een maladaptieve aanpassing en lage therapietrouw bij chronisch zieken (Bombardier, D'Amico & Jordan, 1990). Een nadeel van deze manier van classificeren is dat probleem- en emotiegeoriënteerde coping zowel adaptief als maladaptief kunnen zijn, zodat zij niet volledig voorspellend zijn voor een positieve of negatieve uitkomst en daarmee per situatie anders zijn.

Een andere manier van onderscheid in manieren van coping is het probleem te benaderen of juist te ontwijken (Moos & Schaefer, 1993). Ook hier laat onderzoek zien dat mensen met een benaderings-coping beter aangepast zijn dan mensen die het probleem ontwijken (Karlsen & Bru, 2002). Omdat de manier waarop mensen omgaan met (dreigende) problemen zowel elementen van benaderen en ontwijken als probleem- en emotiegeoriënteerde coping bevat, stelden Scheier en collega's (Scheier, Weintraub & Carver, 1986) een indeling voor die deze aspecten combineert. 'Engagement' kan worden gedefinieerd als een toenadering tot het probleem die zowel probleem- als emotiegeoriënteerde aspecten kan omvatten, afhankelijk van de situatie.

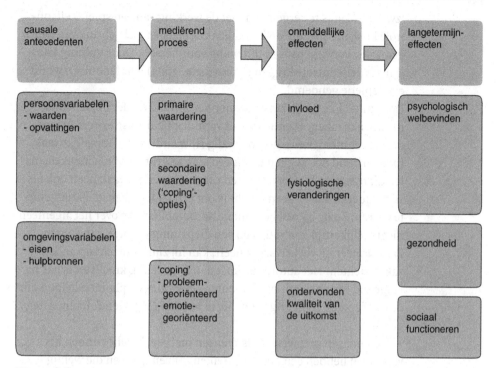

Figuur 8.6 *Stress, waardering en coping (Lazarus, DeLongis, Folkma & Gruen, 1985).*

'Disengagement' wordt omschreven als een vorm van ontwijking die overwegend emotiegeoriënteerde coping-strategieën kent. Hoewel de literatuur over 'engagement' en 'disengagement', voor zover wij weten, op dit moment schaars is, gebruiken we deze termen in dit boek toch, omdat zij wat ons betreft recht doen aan de complexiteit van het begrip coping.

In figuur 8.5 worden verbanden tussen de begrippen stress, coping en waardering in een model uitgelegd. Hierbij is er zowel ruimte voor stress als mediërende factor, door het (denken aan) veranderen (van veranderen naar stress tot succes of falen) als voor stress als factor die het vermogen of de bereidheid tot veranderen beïnvloedt (van stress naar veranderbereidheid of vermogen tot succes of falen). Dit model laat verder zien dat primaire en secundaire waardering verweven concepten zijn die geen vaste volgorde kennen (in tegenstelling tot het 'common sense model'). Tezamen bepalen zij dan ook de korte- en langetermijneffecten.

ZELFCONTROLE EN EGODEPLETIE

Mensen worden in onze maatschappij continu blootgesteld aan verleidingen. Om daaraan weerstand te bieden, is zelfcontrole nodig (Muraven & Baumeister, 2000). Wanneer de verleiding heel groot is, kost het veel kracht om verleidingen te weerstaan, zeker wanneer iemand zelf 'zwak' is. Dit is te vergelijken met de werking van een spier. Zelfcontrole kost energie, die op kan raken wanneer er veel gebruik van wordt gemaakt. Vervolgens is er tijd nodig voor herstel. Door training kun je meer zelfcontrole krijgen (Baumeister, 2003). Dit fenomeen wordt egodepletie genoemd.

Door moeilijke taken raakt de energievoorraad eerder op dan door makkelijke taken. Daarnaast kan vermoeidheid en stress ervoor zorgen dat er minder energie voorradig is, waardoor een moeilijke taak (bijvoorbeeld nee zeggen tegen een stuk taart) niet of maar enkele malen uit te voeren is. Het uitvoeren van een moeilijke taak heeft ook als consequentie dat er geen kracht is om een andere taak gelijktijdig uit te voeren. Zoals bij een beginnend automobilist, die over het algemeen niet tegelijkertijd kan rijden en een diepzinnig gesprek kan voeren. Pas wanneer hij veel ervaring heeft, kan hij zijn aandacht op andere zaken richten. Het autorijden kost dan nog weinig kracht en is pas na lange tijd vermoeiend. Implementatie-intenties en plannen helpen om de egodepletie zo gering mogelijk te houden (Muraven & Baumeister, 2000).

Zowel mensen met weinig als mensen met veel kracht kunnen het verlangen hebben een doel te bereiken. Alleen mensen die weinig kracht of energie hebben zullen waarschijnlijk minder vertrouwen in het bereiken van het doel hebben (zelfeffectiviteit). Als er weinig energie is, zal iemand daar waarschijnlijk ook voorzichtiger mee omgaan dan iemand die nog een grote voorraad heeft. (Zo heeft honderd euro voor iemand met weinig geld een andere betekenis dan voor een kapitaalkrachtig persoon, ook al gaat het in beide gevallen om hetzelfde bedrag.) Dit kan als resultaat hebben dat mensen het gewenste gedrag minder snel zullen vertonen, ook al is de waarde van het doel gelijk gebleven. Alleen denken aan de taak zorgt al voor egodepletie; sommige mensen worden al moe als ze denken aan wat ze allemaal moeten doen.

PROACTIEVE COPING

Met coping wordt in de meeste gevallen de reactieve variant bedoeld: aanpassen nadat een probleem is ontstaan. In het geval van leefstijlverandering is er voor bepaalde doelgroepen echter helemaal geen probleem, maar vooral een dreiging dat er een probleem kan ontstaan. In dit verband is het daarom beter om over proactieve coping te spreken (Aspinwall & Taylor, 1997). In tegenstelling tot theorieën rondom reactieve coping, die veronderstellen dat mensen pas handelen wanneer ze geconfronteerd worden met een probleem, impliceert de theorie van proactieve coping dat mensen hun leven actief vormgeven en dat

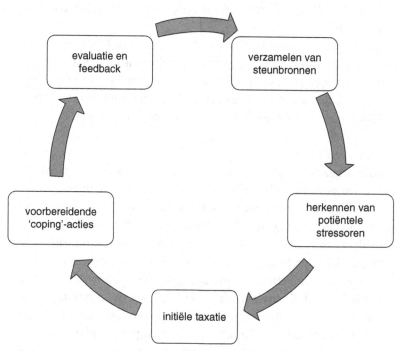

Figuur 8.7 *Proactieve coping in vijf fasen (Aspinwall & Taylor, 1997).*

zij anticiperen op mogelijke problemen. Daarmee lijkt dit concept beter geschikt voor mensen die ondersteund worden bij een leefstijlverandering op het moment dat zij zelf (nog) geen probleem ervaren (in veel gevallen zijn het vooral anderen die een probleem ervaren). Een interessant onderdeel van deze theorie is dat coping door de auteurs als competentie wordt gezien. Dit komt overeen met onze opvatting dat gezond zijn en blijven een competentie is, waar sommige mensen slecht in zijn.

Aspinwall en Taylor (1997) werkten het proces van proactieve coping uit in vijf fasen. Wanneer mensen middelen tot hun beschikking hebben (zoals sociale netwerken, geld of informatie) kunnen zij zich beter voorbereiden op de toekomst (fase 1). Als zij daarna voldoende aandacht hebben voor potentiële bedreigingen (fase 2) kunnen ze de consequenties van de dreiging taxeren (fase 3). Wanneer deze taxatie als voldoende bedreigend uitvalt, kunnen mensen proberen om de dreiging te verminderen (fase 4). Ten slotte wordt dit geëvalueerd en begint de cyclus opnieuw.

Ook in dit model komen verschillende concepten terug zoals risicoperceptie, waardering en 'engagement'. Wat tevens opvalt is het cyclische karakter en de volgorde, die overeenkomt met het 'common sense model'.

Bode en collega's lieten met hun studies omtrent de UPCC zien dat het concept proactieve coping positief geassocieerd is met 'goal setting', planning, het behalen van doelen, zelfeffectiviteit en gezond gedrag (Bode, Thoolen & Ridder, 2008). Daarnaast gaat een positieve score op de UPCC gepaard met een laag niveau van zorgen en stress.

ZIEKTEPERCEPTIE

Vanuit de gezondheidspsychologie bestaat er sinds de jaren tachtig van de vorige eeuw veel belangstelling voor 'health and illness perceptions'. Door velen wordt het 'self regulatory model of illness behaviour' van Leventhal gezien als de basis voor allerlei ontwikkelingen waarbij de eigen ideeën van de cliënt over de ziekte of aandoening een centrale rol spelen bij het leren omgaan met de gevolgen ervan (Leventhal e.a., 1985; Petrie & Weinman, 1997; Ogden, 2000; Cameron & Leventhal, 2003). Deze eigen ideeën worden ook wel ziektecognities genoemd. Leventhal heeft aangetoond dat er een vijftal dimensies zijn waarin mensen hun (vaak impliciete) ziektecognities ordenen. Vele jaren van klinisch onderzoek ondersteunen het idee dat ziektegerelateerd gedrag voortkomt uit individuele interpretaties die mensen op basis van hun 'gezond verstand' maken.

Er zijn vijf dimensies van ziektecognities.

- *Identiteit.* Het label en de met de aandoening in verband gebrachte symptomen en verschijnselen.
- *Tijdlijn.* Perceptie van het verloop van de aandoening, al dan niet chronisch of cyclisch.
- *Oorzaken.* Ideeën over factoren die hebben bijgedragen aan het ontstaan van de aandoening.
- *Consequenties.* Inschatting van de ernst van de gevolgen, nu en in de toekomst.
- *Controle.* Inschatting van de mate van persoonlijke controle, de invloed van behandeling en de mate van ziektesamenhang.

De dimensie identiteit verwijst naar de cognities die mensen hebben met betrekking tot symptomen en verschijnselen die ze ervaren en de ziekte of aandoening waarmee ze deze symptomen en verschijnselen in verband brengen (het label). Indien mensen op identiteit een hoge score hebben, is het aantal ervaren en met de aandoening in verband gebrachte symptomen of verschijnselen groot. De dimensie tijdlijn verwijst naar cognities die betrekking hebben op de inschatting van de tijdsduur van de aandoening en het al dan niet recidiveren van de aandoening. Een hoge score correspondeert hier met de perceptie van de aandoening als chronisch en cyclisch van karakter. De dimensie oorzaken heeft betrekking op cognities over factoren die mogelijk een rol hebben gespeeld bij het ontstaan van de aandoening. Hierin worden biologische, emotionele, omgevingsgebonden en psychologische oorzaken onderscheiden (Heijmans, 1998; Heijmans & De Ridder, 1998; Moss-Morris e.a., 1996; Moss-Morris e.a., 2002).

Consequenties zijn de ziektecognities over de ervaren en te verwachten gevolgen van de aandoening voor het persoonlijk functioneren op korte en lange termijn. De vijfde dimensie, controle (persoonlijke invloed, invloed behandeling en ziektesamenhang), heeft betrekking op cognities over de mogelijkheden om invloed uit te oefenen op het verdere verloop van de aandoening. De ziektecognities over identiteit zullen vaak het startpunt vormen van een ontdekkingsreis naar een onderlinge (voor de cliënt logische) samenhang tussen de vijf dimensies van ziektecognities. Om tot zelfregulering te komen, zo blijkt uit het model van Leventhal, zijn de ziektecognities richtinggevend voor coping-procedures en gezondheidsgerelateerd gedrag (Leventhal e.a., 2003). De effecten van dit gedrag worden geëvalueerd in relatie tot de beoogde doelen ('appraisal').

DOELEN

De meeste verandertheorieën gaan er impliciet of expliciet van uit dat het veranderproces op enig moment gepaard gaat met doelen (zoals bij de theorie over gedragsepisoden). Het onderzoek naar het stellen van doelen vindt zijn oorsprong in de arbeidspsychologie en kent een stevig wetenschappelijk fundament; er is veel bewijs voor het effect ervan (Shilts, Horowitz & Townsend, 2004). Ook bij leefstijlverandering, en in het bijzonder bij de aanpassing van een eet- of beweegpatroon, groeit de evidentie gestaag. Niet alleen het feit dat iemand doelen stelt is in deze onderzoeken van belang, maar ook de manier waarop.

De 'goal setting theory' (Locke, 1990) heeft geleid tot een differentiatie in eigenschappen van doelen en doelcomponenten (zie tabel 8.5) en specificeert de manier waarop mensen doelen stellen.

Er zijn aanwijzingen dat wanneer mensen anderen vertellen dat ze een doel willen bereiken waarbij de identiteit verandert (bijvoorbeeld een sportieve identiteit), de kans kleiner is dat mensen dit doel bereiken (Gollwitzer, Sheeran, Michalski & Seifert, 2009). De hypothese is dat wanneer mensen hierover vertellen, de beloning al plaatsvindt door de gedachte aan de situatie. Dit lijkt niet voor iedereen te gelden, waarmee de voorgaande informatie van waarde kan zijn voor cliënten die dit herkennen. De eigenschappen en componenten van deze doelen

Tabel 8.5	Eigenschappen en componenten van doelen.	
	Evidentie	**Praktische implicatie**
Eigenschappen		
Moeilijkheidsgraad	Een doel moet moeilijk maar haalbaar zijn (uitdagend).	De cliënt bepaalt of een doel uitdagend en haalbaar is. De leefstijlcoach heeft de taak om het stellen van doelen te begeleiden.
Specificiteit	Een hoge specificiteit zorgt voor een duidelijk en smal mikpunt en bepaalt het type en de benodigde energie die nodig is om het doel te bereiken. Specifieke doelen kosten minder energie en vergroten de kans op het bereiken van het doel.	Viermaal per week een uur wandelen biedt een beter mikpunt dan 'meer bewegen'.
Afstand (in tijd)	Kortetermijndoelen zorgen voor energie die op dat moment vrijkomt. Bij langetermijndoelen is het makkelijk deze energie uit te stellen.	Leefstijlverandering is een verzameling kleine kortetermijndoelen die leiden tot een 'groot doel' dat verder in de tijd ligt. Het is noodzakelijk dat voor het behoud van gedrag het doel ook het behoud van de status quo kan zijn.
Componenten		
Feedback	Feedback zorgt voor een toename van de kans op het bereiken van doelen en moet regelmatig verkregen worden.	De leefstijlcoach begeleidt de cliënt bij het verkrijgen van feedback, zodanig dat de cliënt deze feedback (waar mogelijk) zichzelf op elk moment kan geven.
Beloning	Beloningen fungeren als motivator om door te gaan. Ze kunnen intern (trots of blijdschap) of extern zijn (waardering van anderen).	Voor een duurzame verandering moeten mensen zowel zichzelf belonen als beloond worden. De wijze van belonen is aan de cliënt, hoewel de leefstijlcoach de cliënt hierin kan begeleiden.

kunnen voor de cliënt en leefstijlcoach als leidraad dienen bij het opstellen van doelen. Ze hebben wat ons betreft een grotere praktische waarde dan het stellen van SMART-doelen.

Samenvatting

» In dit hoofdstuk komen verschillende concepten en modellen over veranderen aan bod. Deze concepten en modellen vormen de wetenschappelijke achtergrond van (de uitgangspunten van) het KLG-model. De besproken concepten en modellen bieden daarnaast een inhoudelijke verdieping. De volgende concepten en modellen zijn besproken.

» Abstracte veranderconcepten:
  – persoon-omgeving-fit;
  – gedragsepisoden.
» Concrete verandermodellen:
  – 'stages of change model';
  – 'precaution adoption process model';
  – (sociale) identiteit;
  – 'protection motivation theory';
  – ASE-model;
  – 'social learning theory';
  – (proactieve) coping;
  – ziektepercepties;
  – 'goal setting theory'.

Literatuur

Aspinwall, L., & Taylor, S. (1997). A stitch in time: self-regulation and proactive coping. *Psychology Bulletin*, 417-436.

Bandura, A. (1986). *Social foundations of thought and action: a social cognitive theory*. Englewood Cliffs: Prentice-Hall.

Baumeister, R. (2003). Ego depletion and self-regulation failure: a resource model of self-control. *Alcoholims: Clinical and Experimental Research*, 281-284.

Beck-Heyman, M. (2009). *Risk perception in type 2 diabetics: correlates and predictors*. Washington, DC: George Washington University.

Bode, C., Thoolen, B., & Ridder, D. (2008). Het meten van proactieve copingvaardigheden. Psychometrische eigenschappen van de Utrechtse Proactieve Coping Competentie lijst (UPCC). *Psychologie en Gezondheid*, 81-91.

Bombardier, C., D'Amico, C., & Jordan, J. (1990). The relationship of appraisal and coping to chronic illness adjustment. *Behaviour Research and Therapy*, 297-304.

Cameron, L., & Leventhal, H. (2002). *Self-regulation of health and illness behaviour*. Londen: Routledge.

Cohen, J., Lakey, B., Tiell, K., & Neelcy, L. (2005). Recipient-provider agreement on enacted support, perceived support, and provider personality. *Psychological Assessment*, 375-378.

Cohen, S., & Wills, T. (1985). Stress, social support, and the buffering hypothesis. *Psychology Bulletin*, 310-357.

Cohen, S., Underwood, L., & Gottlieb, B. (2000). *Social support measurement and interventions: a guide for health and social scientists*. New York: Oxford Press.

DiClemente, C.C., Prochaska, J.O., Fairhurst, S.K., Velicer, W.F., Velasquez, M.M., & Rossi, J.S. (1991). The process of smoking cessation: an analysis of precontemplation, contemplation, and preparation stages of change. *Journal of Consulting and Clinical Psychology*, 295-304.

Dijkstra, A., Bakker, M., & Vries, H. de (1997). Subtypes within a sample of precontemplating smokers: a preliminary extension of the stages of change. *Addictive Behaviors*, 327-337.

Flanagan, O. (2002). *The problem of the soul: two visions of mind and how to reconcile them*. New York: Basic Books.

Ford, M. (1992). *Motivating humans. Goals, emotions and personal agency beliefs*. Thousand Oaks: Sage.

Gollwitzer, P., Sheeran, P., Michalski, V., & Seifert, A. (2009). When intentions go public: does social reality widen the intention-behavior gap? *Psychology Science*, 612-618.

Higgins, E. (1989). Continuities and discontinuities in self-regulatory and self-evaluative processes: a developmental theory relating self and affect. *Journal of Personality*, 407-444.

Karlsen, B., & Bru, E. (2002). Coping styles among adults with type 1 and type 2 diabetes. *Psychology, Health and Medicine*, 245-259.

Lazarus, R. (2006). *Stress and emotion: a new synthesis*. New York: Springer.

Lazarus, R., & Folkman, S. (1984). *Stress, appraisal, and coping*. New York: Springer.

Lazarus, R., DeLongis, A., Folkman, S., & Gruen, R. (1985). Stress and adaptational outcomes: the problem of confounded measures. *American Psychologist*, 770-779.

Lundman, B., & Norberg, A. (1993). The significance of a sense of coherence for subjective health in persons with insulin-dependent diabetes. *Journal of Advanced Nursery*, 381-386.

Markus, B., & Simkin, L. (1993). The stages of exercise behavior. *Journal of Sports Medicine and Physical Fitness*, 83-88.

McConnaughy, E., Prochaska, J., & Velicer, W. (1983). Stages of change in psychotherapy: measurement and sample profiles. *Psychotherapy: Theory, Research and Practice*, 368-375.

Miller, W.R. (1996). Assessing drinkers' motivation for change: the Stages of Change Readiness and Treatment Eagerness Scale (SOCRATES). *Psychology of Addictive Behaviors*, 81-89.

Milne, S., Orbell, S., & Sheeran, P. (2002). Combining motivational and volitional interventions to promote exercise participation: protection motivation theory and implementation intentions. *British Journal of Health Psychology*, 163-184.

Moos, R., & Schaefer, J. (1993). Coping resources and processes: current concepts and measures. In L. Goldberger & S. Breznitz (Eds.), *Handbook of stress: theoretical and clinical aspects* (pp. 234-257). New York: Macmillan.

Muraven, M., & Baumeister, R. (2000). Self-regulation and depletion of limited resources: does self-control resemble a muscle? *Psychology Bulletin*, 247-259.

Norman, P. (2005). The theory of planned behaviour and excercise: evidence for the mediating and moderating roles of planning on intention-behaviour relations. *Journal of Sport and Exercise Psychologie*, 27, 488-504.

Ostroff, C., Shin, Y., & Feinberg, B. (2002). Skill acquisition and person-environment fit. In D. Feldman (Ed.), *Work careers: a developmental approach* (pp. 63-90). San Francisco: Jossey-Bass.

Parsons, F. (1909). *Choosing a vocation*. Boston: Houghton Miffin.

Prochaska, J., & Velicer, W. (1997). The transtheoretical model of health behavior change. *American Journal of Health Promotion*, 38-48.

Rivis, A., & Sheeran, P. (2003). Descriptive norms as an additional predictor in the theory of planned behaviour: A meta-analysis. *Current Psychology*, 218-233.

Robins, R., Norem, J., & Cheeck, J. (1999). Naturalizing the self. In L. Pervin, & O. John (Eds.), *Handbook of personality: theory and research* (pp. 443-447). New York: Guilford Press.

Rogers, W. (1983). Cognitive and physiological processes in fear appeals and attitude change: a revised theory of protection motivation. In J. Cacioppo & R. Petty (Eds.), *Social psychophysiology*. New York: Guilford Press.

Rollnick, S.H. (1992). Development of a short 'readiness to change' questionnaire for use in brief, opportunistic interventions among excessive drinkers. *British Journal of Addiction*, 743-754.

Scheier, M., Weintraub, J., & Carver, C. (1986). Coping with stress: divergent strategies of optimists and pessimists. *Journal of Personality and Social Psychology*, 1257-1264.

Selye, H. (1993). History of the stress concept. In L. Goldberger & S. Berznitz (Eds.), *Handbook of stress: theoretical and clinical aspects* (pp. 7-17). New York: Free Press.

Shilts, M., Horowitz, M., & Townsend, M. (2004). Goal setting as a strategy for dietary and physical activitiy behavior change: a review of literature. *American Journal of Health Promotion*, 81-93.

Sutton, S. (2005). Another nail in the coffin of the transtheoretical model? A comment on West. *Addiction*, 1048-1050.

Vazire, S., & Robins, R. (2004). Beyond the justification hypothesis: a broader theory of the evolution of self-consciousness. *Journal of Clinical Psychology*, 1271-1273.

Verheijden, M., Bakx, J., Weel, C. van, Koelen, M., & Staveren, W. van (2005). Role of social support in lifestyle-focused weight management interventions. *European Journal of Clinical Nutrition*, 179-186.

Vries, H. de, Dijkstra, M., & Kuhlman, P. (1988). Self-efficacy: the third factor besides attitude and subjective norm as a predictor of behavioural intentions. *Health Education Research*, 273-282.

Vries, H. de, Mudde, A.N., Leijs, I., Charlton, A., Vartiainen, E., & Buijs, G. (2003). The European Smoking Prevention Framework Approach (ESA): an example of integral prevention. *Health and Education Research*, 611-626.

Weinstein, N. (1988). The precaution adoption process. *Health Psychology*, 355-386.

Weinstein, N., Rothman, A., & Sutton, S. (1998). Stage theories of health behavior: conceptual and methodological issues. *Health Psychology*, 290-299.

Weinstein, N.D., & Sandman, P.M. (1992). A model of the precaution adoption process: evidence from home radon testing. *Health Psychology*, 170-180.

West, R. (2005). Time for a change: putting the transtheoretical (stages of change) model to rest. *Addiction*, 1036-1039.

Wethington, E., & Kessler, R. (1986). Perceived support, received support, and adjustment to stressful life events. *Journal of Health and Social Behavior*, 78-89.

Wilson, T., Lindsey, S., & Schooler, T. (2000). A model of dual attitudes. *Psychology Revisited*, 101-126.

Aanbevolen literatuur

Bandura, A. (1977). *Social learning theory*. New York: General Learning Press.

Bandura, A. (1986). *Social foundations of thought and action: A social cognitive theory*. Englewood Cliffs: Prentice-Hall.

Bell, G., & Gemmel, J. (2010). *Total recall. Hoe de e-memory revolutie alles gaat veranderen*. Amsterdam: Mouria.

Berk, T. van den (2003). *Het mysterie van de hersenstam. Over basisfuncties, psychosomatiek en spiritualiteit*. Zoetermeer: Meinema.

Burgt, van der, M., & Mechelen-Gevers, van, E. (2008). *Preventie en gezondheidsbevordering door paramedici*. Houten: Bohn Stafleu Van Loghum.

Cameron, L. (2003). *The self-regulation of health and illness behaviour*. Londen: Routledge.

Connor, M., & Norman, P. (2009). *Predicting health behaviour*. Maidenhead: Open University Press.

Ford, M. (1992). *Motivating humans. Goals, emotions and personal agency beliefs*. Thousand Oaks: Sage.

Franzen, G. (2004). *Wat drijft ons? Denken over motivatie sinds Darwin*. Utrecht: Lemma.

Glanz, K., Rimer, B.K., & Viswanath, K. (2008). *Health behavior and health education: theory, research, and practice*. San Francisco: Jossey-Bass.

Hamburg, D., & Sartorius, N. (2006). *Health and behaviour, selected perspectives*. Cambridge: Cambridge University Press.

Heath, C., & Heath, D. (2010) *Switch, veranderen als verandering moeilijk is*. New York: Prentice Hall.

Houdenhove, B. van (2005). *In wankel evenwicht. Over stress, levensstijl en welvaartsziekten*. Tielt: Lannoo.

Lacoboni, M. (2010). *Het spiegelende brein. Over inlevingsvermogen, imitatiegedrag en spiegelneuronen.* Amsterdam: Nieuwezijds.

Lang, G., & Molen, H.T. van der (2004). *Psychologische gespreksvoering. Een basis voor hulpverlening.* Soest: Nelissen.

Lawrence, P., & Nohria, N. (2002). *Driven, how human nature shapes our choices.* San Francisco: Jossey-Bass.

Lazarus, R. (2006). *Stress and emotion: a new synthesis.* New York: Springer.

Lazarus, R., & Folkman, S. (1984). *Stress, appraisal, and coping.* New York: Springer.

Locke, E.L. (1990). *A theory of goal setting and task performance.* Englewood Cliffs: Prentice-Hall.

Maljers, J., & Wansink, W. (2009). *Alles is anders in de zorg. Over bizarre budgetten, perverse regels en prima donna's.* Amsterdam: Bert Bakker.

Miller, W.R., & Rollnick, S., (2006). *Motiverende gespreksvoering.* Gorinchem: Ekklesia.

Mulder, T. (2009). *De geboren aanpasser. Over hersenen, beweging en verandering.* Amsterdam: Olympus.

Ogden, J. (2000). *Health psychology. A textbook.* Buckingham/Philadelphia: Open University Press.

Petrie, K. (1998). *Perception of health and illness.* Amsterdam: Harwood.

Robins, R., Norem, J., & Cheeck, J. (1999). Naturalizing the self. In L. Pervin, & O. John (Eds.), *Handbook of personality: theory and research* (pp. 443-447). New York: Guilford Press.

Sassen, B. (2008). *Gezondheidsvoorlichting voor paramedici.* Amsterdam: Reed Business.

Winnubst, J.A.M. (1996). *Stressbestendigheid vereist. Feiten en fabels over stress.* Utrecht: Nederlandse Stichting voor Psychotechniek.

Over de auteurs

Maarten Bijma volgde een opleiding tot fysiotherapeut en manueel therapeut en studeerde gezondheidswetenschappen, met als specialisatie 'health education and promotion'. Zijn grote passie ligt op het gebied van gedrag en gedragsverandering, vooral in relatie tot gezondheid en in het bijzonder leefstijl. Bijma werkt als docent bij de Transfergroep Sport- en Manueeltherapie van de Hogeschool Rotterdam. Daarnaast zorgt hij voor de inhoudelijke scholing bij beweegprogramma's en beweegkuren. Binnen Operis is hij verantwoordelijk voor de inhoudelijke ontwikkelingen van leefstijlgerelateerde diensten en scholing.

Max Lak is eveneens opgeleid als fysiotherapeut en manueel therapeut en hield zich na de Master Human Development met de specialisatie Stressmanagement met name bezig met coaching en training van individuele medewerkers en leidinggevenden in de context van verzuim. Lak is 25 jaar als docent verbonden geweest aan de Hogeschool Rotterdam en docent geweest bij verschillende masters van de Transfergroep Rotterdam. Binnen Operis is hij verantwoordelijk voor de acquisitie, organisatie van scholing, ontwikkeling van e-coaching en dienstverlening aan het bedrijfsleven. Naast zijn werkzaamheden voor Operis is Lak momenteel werkzaam als coördinator van Scholing Randstad West.

Operis richt zich in de zorg op de ontwikkeling van online leefstijlprogramma's (bijvoorbeeld voor overgewicht, stress en lage rugpijn) die professionals ondersteunen en ontlasten. Door gebruik te maken van deze programma's hebben professionals meer tijd voor 'hands-on' behandelen en kunnen ze hun cliënten efficiënter en langduriger begeleiden bij het veranderen van hun leefstijl.

Register

Printed in the United States
by Baker & Taylor Publisher Services